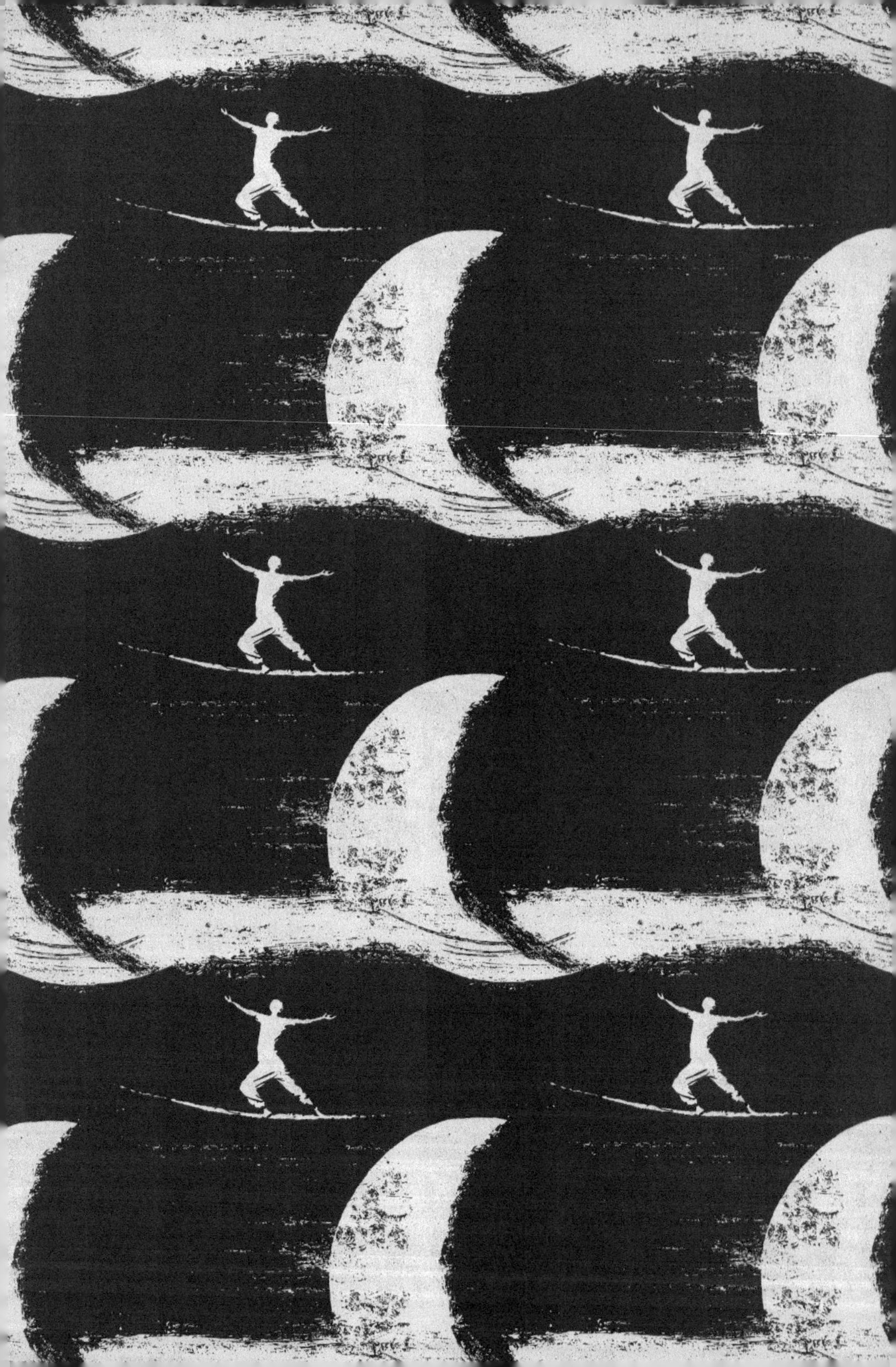

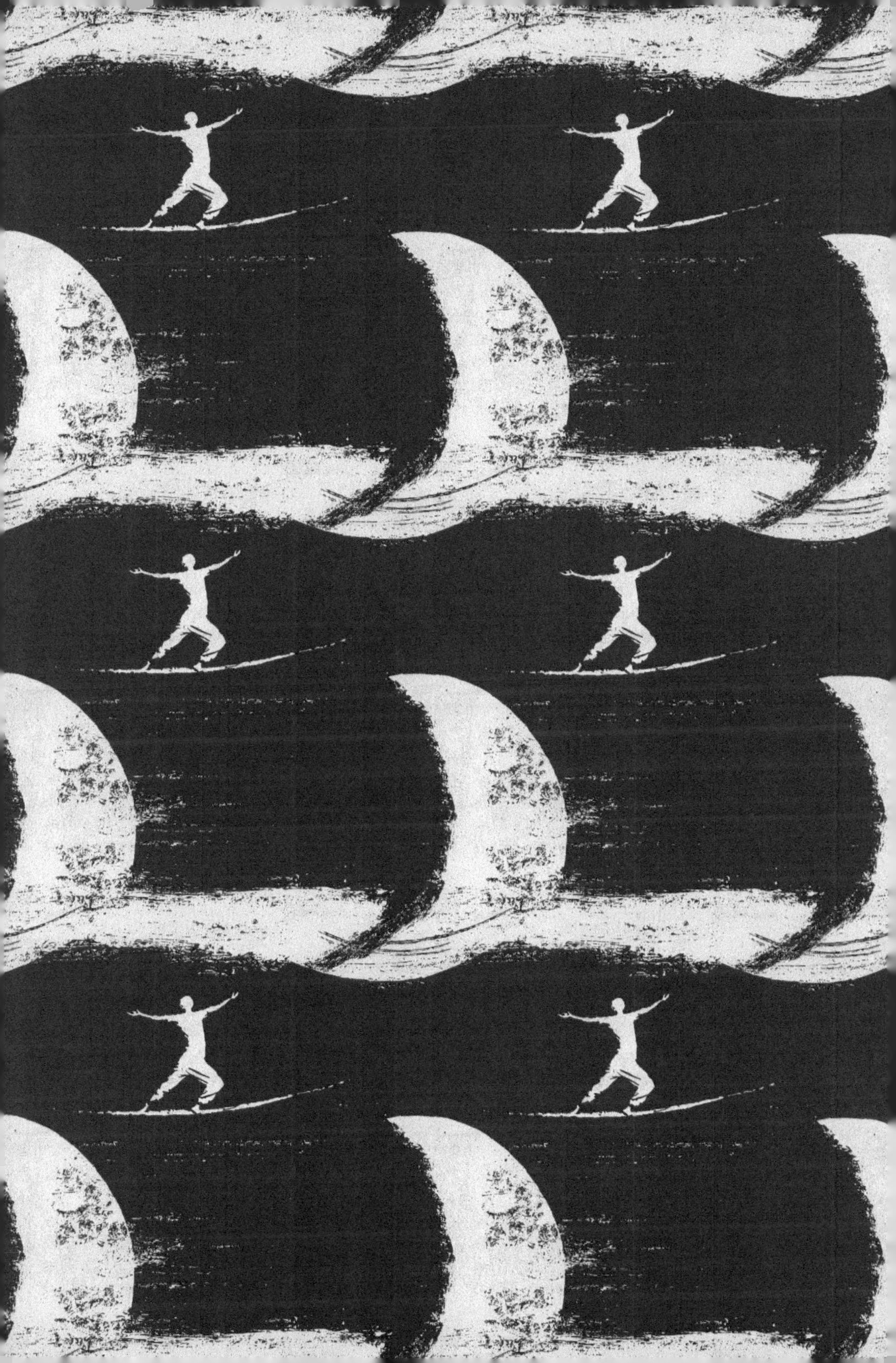

Aviso legal

Saage Media GmbH
c/o SpinLab – The HHL Accelerator
Spinnereistraße 7
04179 Leipzig, Germany
E-Mail: contact@SaageMedia.com
Web: www.SaageMedia.com
Commercial Register: Local Court Leipzig, HRB 42755 (Handelsregister: Amtsgericht Leipzig, HRB 42755)
Managing Director: Rico Saage (Geschäftsführer)
VAT ID Number: DE369527893 (USt-IdNr.)

Editorial: Saage Media GmbH
Publicación: 02.2025
Diseño de portada: Saage Media GmbH
ISBN Tapa blanda (es): 978-3-384-52792-9
ISBN Ebook (es): 978-3-384-52793-6

Legal / Avisos

Bendis Saage

Resiliencia y Fortaleza Mental: Guía para el Estrés y la Salud Mental

Aprende a manejar el estrés, fortalecer tu autoestima y desarrollar la resiliencia con estrategias prácticas para la prevención del burnout

60 Fuentes
45 Diagramas
53 Imágenes
7 Ilustraciones

Queridos lectores,

les agradecemos de corazón que hayan elegido este libro. Con su elección, no solo nos han brindado su confianza, sino también parte de su valioso tiempo. Lo apreciamos mucho.

En una época en la que el estrés y la sobrecarga son parte de la vida cotidiana de muchas personas, la resiliencia mental se convierte en una habilidad importante. ¿Cómo podemos mantener la calma en el entorno laboral y personal cuando la presión aumenta? Este libro especializado presenta caminos basados en la ciencia para construir sistemáticamente la propia resiliencia al estrés y fortalecer el sistema inmunológico psicológico. Los métodos y estrategias probados en la práctica ayudan a reconocer señales de carga de manera temprana, desarrollar estrategias de afrontamiento efectivas y fortalecer de manera sostenible la autoestima. Desde ejercicios de atención plena hasta medidas concretas de prevención del burnout, el libro ofrece un completo conjunto de herramientas para una mayor estabilidad mental. Este libro proporciona las herramientas necesarias para seguir siendo proactivo incluso en situaciones desafiantes y para desarrollar la propia resiliencia paso a paso. Invierta en su salud mental: esta guía práctica lo acompaña en el camino hacia una mayor calma y fortaleza interior.

Esta guía le proporciona información comprensible y práctica sobre un tema complejo. Gracias a herramientas digitales desarrolladas internamente que también utilizan redes neuronales, pudimos realizar investigaciones exhaustivas. El contenido se ha estructurado de manera óptima y desarrollado hasta la versión final para proporcionarle una visión general bien fundamentada y de fácil acceso. El resultado: obtiene una visión integral y se beneficia de explicaciones claras y ejemplos ilustrativos. El diseño visual también se ha optimizado mediante este método avanzado para que pueda captar y utilizar la información rápidamente.

Nos esforzamos por la máxima precisión, pero agradecemos cualquier indicación de posibles errores. Visite nuestro sitio web para encontrar las últimas correcciones y adiciones a este libro. Estas también se incorporarán en futuras ediciones.

¡Esperamos que disfrute leyendo y descubriendo cosas nuevas! Si tiene sugerencias, críticas o preguntas, esperamos sus comentarios. Solo mediante el intercambio activo con ustedes, los lectores, las futuras ediciones y obras podrán ser aún mejores. ¡Manténgase curioso!

Bendis Saage

Saage Media GmbH - Equipo

- www.SaageBooks.com/es
- support@saagemedia.com
- Spinnereistraße 7 - c/o SpinLab – The HHL Accelerator, 04179 Leipzig, Germany

Acceso rápido al conocimiento

Para garantizar una experiencia de lectura óptima, nos gustaría familiarizarle con las características principales de este libro:

- **Estructura Modular:** Cada capítulo es independiente y puede leerse sin depender de los demás.
- **Investigación Exhaustiva:** Todos los capítulos se basan en una investigación exhaustiva y están respaldados por referencias científicas. Los datos mostrados en los diagramas sirven para una mejor visualización y se basan en suposiciones, no en los datos proporcionados en las fuentes. Una lista completa de fuentes y créditos de imágenes se encuentra en el apéndice.
- **Terminología Clara:** Los términos técnicos subrayados se explican en el glosario.
- **Resúmenes de Capítulos:** Al final de cada capítulo, encontrará resúmenes concisos que le dan una visión general de los puntos clave.
- **Recomendaciones Concretas:** Cada subcapítulo concluye con una lista de consejos específicos para ayudarle a poner en práctica lo aprendido.

Materiales adicionales de bonificación en nuestro sitio web

En nuestro sitio web, planeamos poner a su disposición los siguientes materiales exclusivos:

- Contenido adicional y capítulos extra
- Un resumen general compacto
- Una versión de radioteatro. (En planificación)

El sitio web está actualmente en construcción.

www.SaageBooks.com/es/
manejo_del_estres_y_resistencia_emocional-bonus-STV43T

Índice

- 2. Herramientas para el manejo del estrés
  - 2. 1 Estrategias de afrontamiento
    - Optimizar la gestión del tiempo
    - Establecer prioridades
    - Estructurar las tareas
  - 2. 2 Entrenamiento mental
    - Realizar ejercicios de atención plena
    - Mantener diálogos internos positivos
    - Utilizar técnicas de visualización
  - 2. 3 Caja de herramientas de resiliencia
    - Métodos de reducción del estrés
    - Rutinas de relajación
    - Técnicas de regeneración

- 3. Resistencia emocional
  - 3. 1 Fortalecer la autoestima
    - Reconocer los éxitos
    - Promover la autoaceptación
    - Desarrollar una autopercepción positiva
  - 3. 2 Superar los miedos
    - Iniciar cambios de comportamiento
    - Desarrollar patrones de afrontamiento
    - Ampliar las competencias de acción
  - 3. 3 Cultivar la serenidad
    - Encontrar la paz interior
    - Crear distancia
    - Establecer el equilibrio

- 4. Prevención del agotamiento
  - 4. 1 Señales de alerta temprana
    - Reconocer los síntomas de agotamiento
    - Observar los cambios de comportamiento
    - Percibir la disminución del rendimiento
  - 4. 2 Medidas preventivas
    - Mejorar la organización del trabajo
    - Planificar fases de recuperación
    - Activar el apoyo
  - 4. 3 Límites saludables
    - Aprender a decir que no
    - Regular la carga de trabajo
    - Respetar los tiempos de regeneración

1. Fundamentos de la resiliencia al estrés

¿Por qué algunas personas permanecen tranquilas incluso en situaciones extremas, mientras que otras se desmoronan ante pequeños obstáculos? La respuesta radica en la resiliencia al estrés individual, una habilidad que se puede desarrollar y entrenar de manera sistemática. Al igual que un músculo, nuestra resistencia mental crece a través de un entrenamiento regular y desafíos específicos. Las bases para ello se encuentran en la autoconciencia y la comprensión de nuestras propias reacciones al estrés. En este capítulo, descubrirá las herramientas científicas que le permitirán fortalecer su resiliencia personal de manera sostenible.

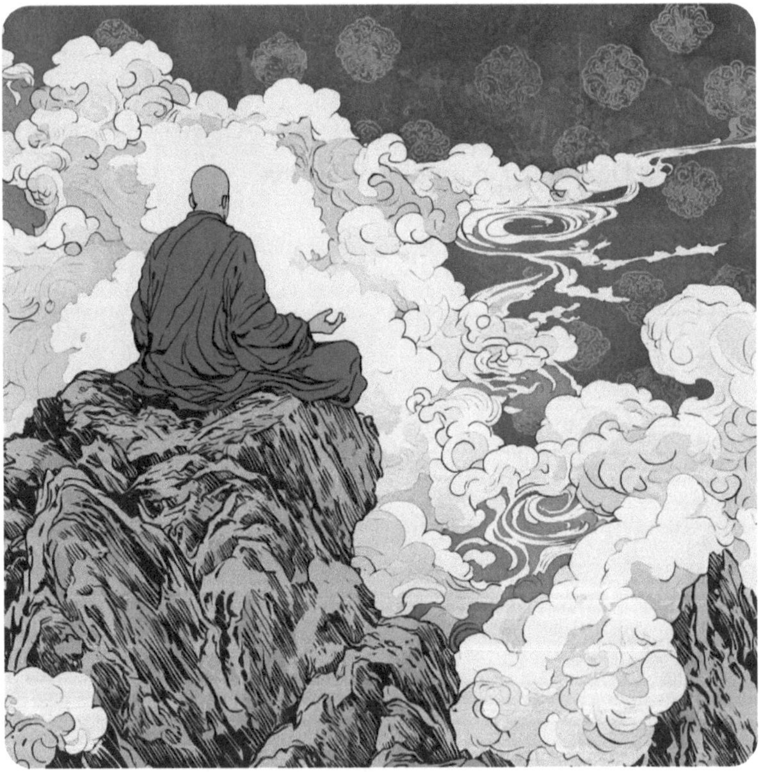

1. 1 Desarrollar la fortaleza mental

La fortaleza mental es esencial para la resiliencia al estrés. Permite enfrentar desafíos de manera efectiva y mantener el rendimiento incluso bajo presión. Esta sección aborda la construcción sistemática de la autoconfianza, la activación de la resistencia interna y la importancia de establecer límites personales claros. Las estrategias ineficaces para manejar el estrés a menudo conducen a la sobrecarga, agotan las reservas de energía y afectan el bienestar. Aprenderá cómo la autorreflexión y la atención plena fortalecen su autoconfianza. Se examinarán el desarrollo de factores de resiliencia psicosocial como la autoeficacia y la flexibilidad cognitiva, así como la importancia del apoyo social. Además, descubrirá cómo establecer y comunicar límites personales aumenta su resistencia al estrés. Prepárese para descubrir y desarrollar su fortaleza mental, para llevar una vida más serena y autodeterminada.

La fortaleza mental surge de la combinación de la autorreflexión, la atención plena y la capacidad de establecer y mantener límites personales claros.

Construir la autoconfianza de manera sistemática

La autoconfianza se puede construir de manera sistemática agudizando la autopercepción y aprendiendo a regular pensamientos y emociones. Un paso importante es la autorreflexión [s1]. A través de la reflexión intencionada, puede identificar patrones de pensamiento recurrentes y reacciones emocionales a estresores. En lugar de quedarse en la superficie, debe utilizar la reflexión para obtener una comprensión más profunda de sus valores y comportamientos personales. Por ejemplo, si tiende a retirarse en una situación estresante, puede explorar las razones detrás de esto a través de la reflexión y desarrollar formas alternativas de actuar. La autorreflexión le permite analizar y optimizar sus estrategias de afrontamiento. Así, puede identificar recursos que le ayuden a manejar el estrés de manera más resiliente en el futuro. Además de la autorreflexión, la atención plena ofrece otro enfoque sistemático para construir la autoconfianza [s2]. La atención plena significa dirigir la atención de manera consciente al momento presente, sin juzgar. Esta práctica fortalece la autoregulación, mejorando el control sobre la atención, las emociones y la flexibilidad cognitiva. Esto crea una base más estable para la autoconfianza. La atención plena ayuda a reducir las autoevaluaciones negativas al mejorar la autopercepción y la comprensión de las propias emociones. Esto tiene un efecto positivo en la autoestima. La combinación de la

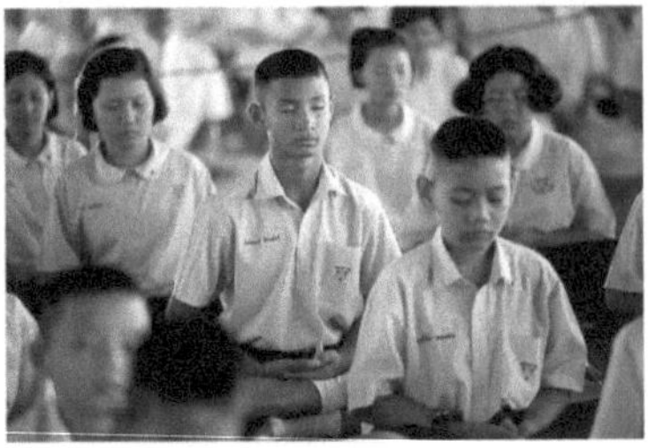

Atención plena [i1]

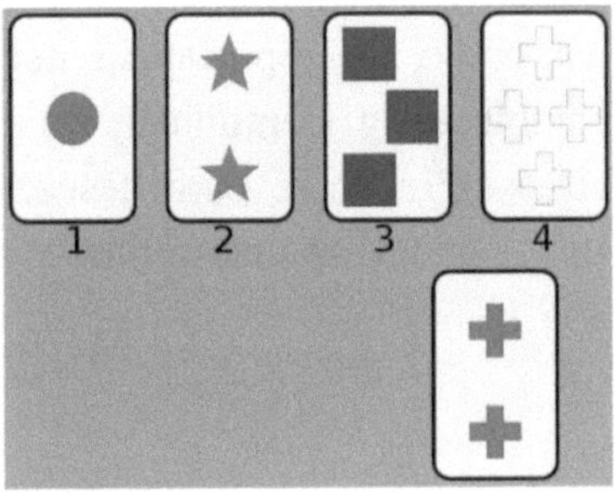

Flexibilidad cognitiva [i2]

atención plena con autocompasión refuerza este efecto y aumenta la motivación para implementar cambios positivos en la vida. La práctica a largo plazo de la atención plena puede llevar a un ciclo de retroalimentación positivo: la confianza en las propias habilidades crece y la disposición a enfrentar nuevos desafíos aumenta. Al integrar la autorreflexión y la atención plena en su vida diaria, crea una base sólida para una autoconfianza sostenible.

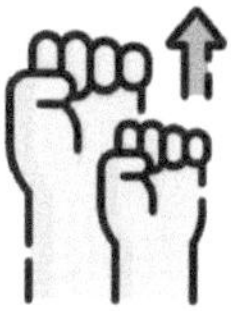

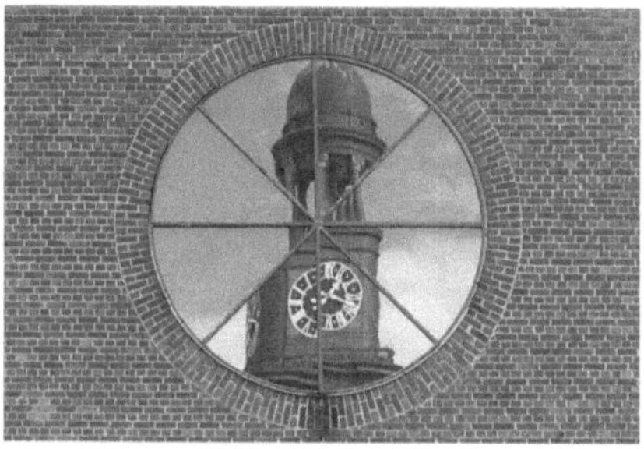

Autorreflexión [i3]

Bueno saber

Autocompasión

La autocompasión significa tratarse a uno mismo con amabilidad y comprensión, especialmente en tiempos difíciles. Implica la aceptación de uno mismo y el reconocimiento de la propia humanidad.

Autoregulación

La autoregulación se refiere a la capacidad de controlar y gestionar las propias emociones, pensamientos e impulsos. Permite actuar de manera tranquila y reflexiva en situaciones desafiantes.

Estresores

Los estresores son estímulos o situaciones externas que pueden provocar estrés. Ejemplos de esto son la presión del tiempo, los conflictos o los cambios en la vida.

Flexibilidad Cognitiva

La flexibilidad cognitiva describe la capacidad de ajustar el pensamiento y cambiar entre diferentes perspectivas. Ayuda a resolver problemas de manera creativa y a adaptarse a condiciones cambiantes.

Resiliencia

La resiliencia describe la capacidad de recuperarse de contratiempos y salir fortalecido de situaciones difíciles. Incluye adaptabilidad, resistencia y la capacidad de manejar el estrés de manera efectiva.

Construyendo confianza y fuerza mental

Impacto de diversas estrategias en los niveles de autoconfianza

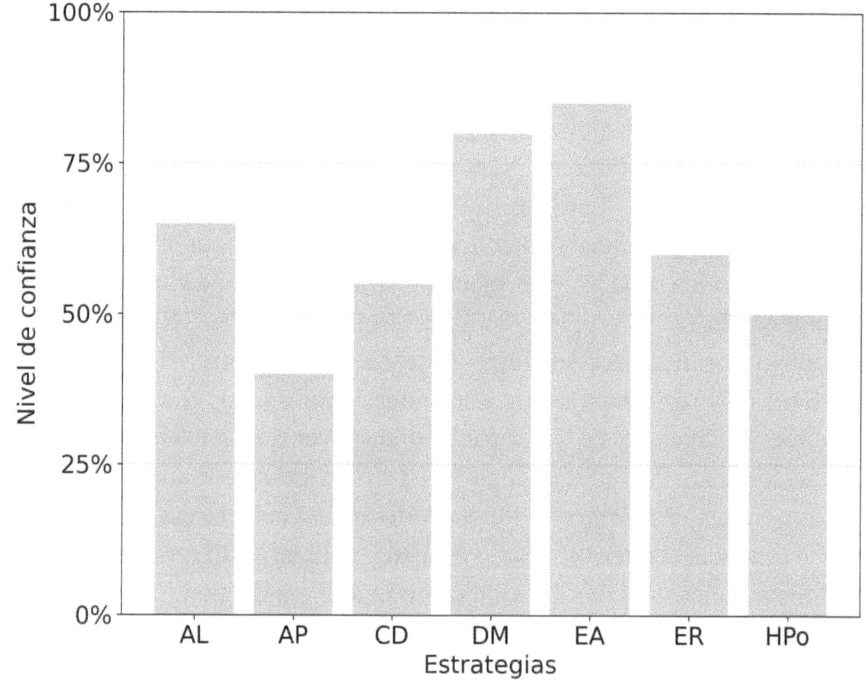

AL: Auto-Lernen

AP: Actitud Positiva

CD: Cuidado Personal

DM: Dominio de Habilidades

EA: Establecer objetivos

ER: Estrategias de Resiliencia

HPo: Higiene postural

Este gráfico destaca la efectividad de diferentes estrategias para desarrollar la autoconfianza. Si bien todas las estrategias contribuyen positivamente, la "Autoconversación positiva" y el "Dominio de habilidades" parecen tener el impacto más significativo. Centrarse en estas áreas, combinado con otras estrategias, puede conducir a un aumento significativo en la autoconfianza general y contribuir a una mayor resistencia al estrés.

Activar la resistencia interior

Activar la resistencia interior significa fortalecer la propia capacidad para manejar el estrés, las dificultades y los cambios de manera efectiva. Esta capacidad se basa en un proceso dinámico, que se forma a través de la interacción de características individuales y factores ambientales [s3]. Un aspecto crucial es el desarrollo de factores de resiliencia psicosocial, que a diferencia de los factores genéticos, pueden ser influenciados por medidas específicas. Entre estos factores se incluyen un sentido claro de la vida, apoyo social, autoeficacia y flexibilidad cognitiva [s3]. Un sentido de vida puede, por ejemplo, fortalecerse mediante la activa configuración de la propia vida y la búsqueda de objetivos personales. El apoyo social ofrece un importante factor de protección que brinda estabilidad y orientación en situaciones estresantes. La autoeficacia describe la creencia en la capacidad de alcanzar objetivos y superar dificultades. La flexibilidad cognitiva permite pensar de manera flexible en situaciones desafiantes y adoptar diferentes perspectivas. Para activar la resistencia interior, se pueden utilizar diversos enfoques psicoterapéuticos, como la terapia cognitivo-conductual, la terapia de aceptación y compromiso así como la terapia de atención plena, como base [s3]. Estos enfoques ofrecen herramientas y estrategias para manejar mejor las situaciones de estrés y promover la salud mental. Los entrenamientos de resiliencia pueden ser apoyados adicionalmente por métodos como discusiones, juegos de rol y ejercicios prácticos para profundizar los contenidos y aplicarlos en la vida cotidiana [s3]. Por ejemplo, en el marco de un juego de rol, se podría practicar la escucha activa y la respuesta adecuada a las críticas. El desarrollo continuo y la evaluación de intervenciones de resiliencia son objeto de investigación actual, que busca fortalecer la salud mental y prevenir enfermedades relacionadas con el estrés [s3]. La resiliencia no es estática, sino que cambia a lo largo de la vida y es dependiente del contexto [s4]. Esto significa que las personas pueden ser resilientes de manera diferente en diversas áreas de la vida. La promoción de la resiliencia requiere una comprensión de las interacciones entre factores individuales, familiares, comunitarios y sociales [s4]. Por lo tanto, las intervenciones para fortalecer la resiliencia deben abordar diferentes niveles para apoyar los sistemas de protección naturales de individuos y comunidades [s4]. El desarrollo de la resiliencia puede ser promovido mediante la provisión de recursos, la construcción de sistemas de apoyo y un entorno estable [s4]. La resiliencia no significa la ausencia de cargas psicológicas, sino la capacidad de seguir siendo funcional a pesar de las cargas [s4]. Esto se manifiesta, entre otras cosas, en que incluso las personas con trastorno de estrés postraumático u otros síntomas pueden ser resilientes.

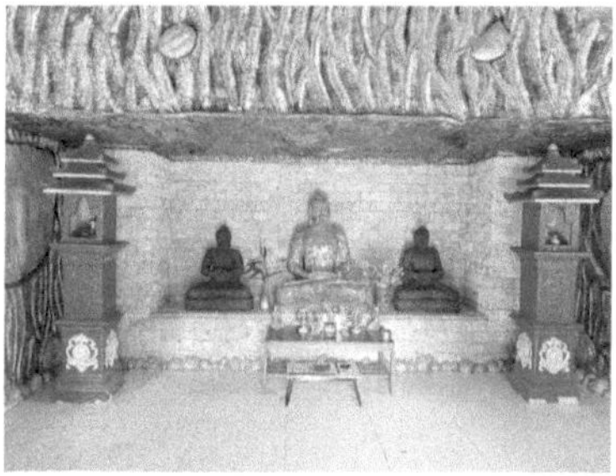

Terapia de atención plena [i4]

Bueno saber

Factores de resiliencia psicosocial

Factores que influyen en la resistencia psicológica y que, a diferencia de los factores genéticos, pueden ser modificados mediante medidas específicas. Ejemplos incluyen competencia social, optimismo y habilidades para resolver problemas.

Intervenciones de resiliencia

Medidas y programas específicos que buscan promover la resiliencia de individuos o grupos. Pueden ser utilizados de manera preventiva o tras eventos estresantes para fortalecer las habilidades de afrontamiento y proteger la salud mental.

Terapia cognitivo-conductual

Una forma de psicoterapia que busca identificar y cambiar patrones de pensamiento y comportamientos negativos que contribuyen a problemas emocionales. Se centra en el desarrollo de estrategias de afrontamiento y la mejora de la regulación emocional.

Terapia de aceptación y compromiso

Un enfoque terapéutico que promueve la aceptación de emociones y pensamientos difíciles, mientras que al mismo tiempo se centra en el compromiso con acciones basadas en valores. Ayuda a manejar emociones negativas sin dejarse controlar por ellas.

Correlación entre actividades y resiliencia

Muestra el impacto positivo de las actividades que reducen el estrés en los niveles de resiliencia.

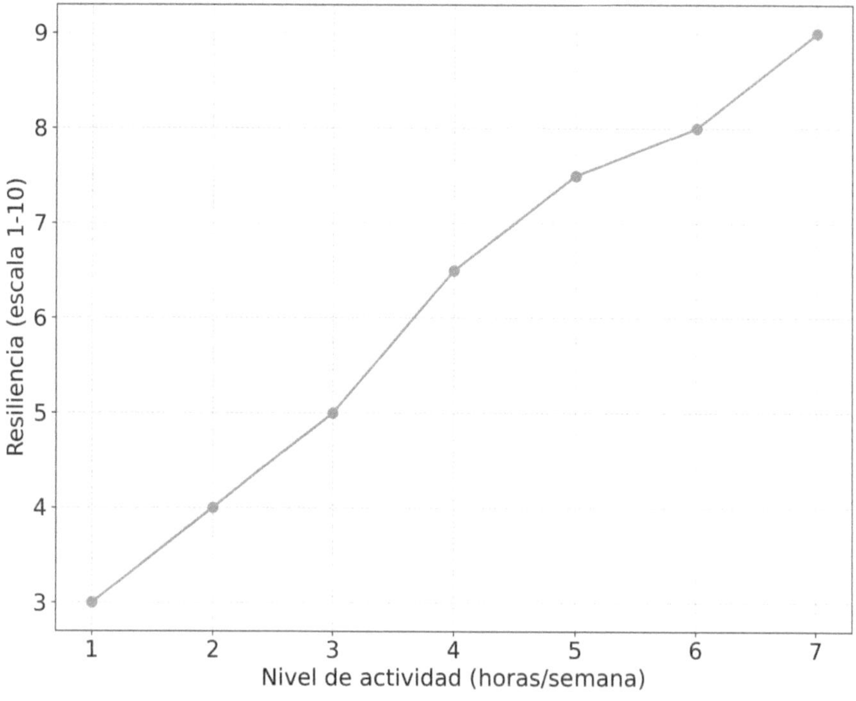

El gráfico indica una fuerte correlación positiva entre la participación en actividades para reducir el estrés y mayores niveles de resiliencia. Las personas que dedican más tiempo a estas actividades generalmente demuestran una mayor capacidad para lidiar con el estrés y recuperarse de la adversidad. Esto sugiere que la incorporación activa de tales prácticas puede mejorar significativamente la capacidad de una persona para manejar y superar situaciones desafiantes.

Establecer límites personales

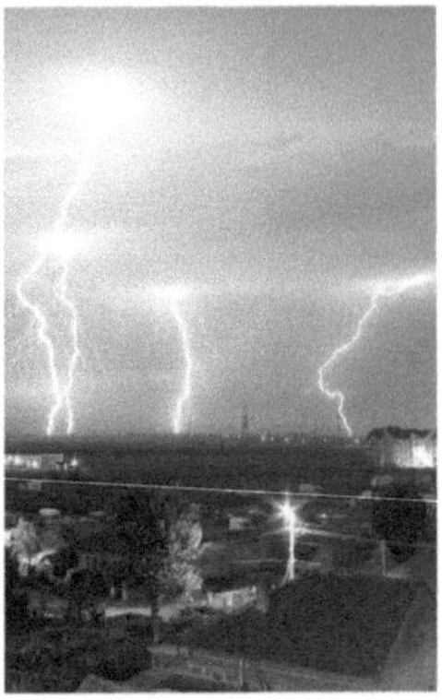

Energía [i5]

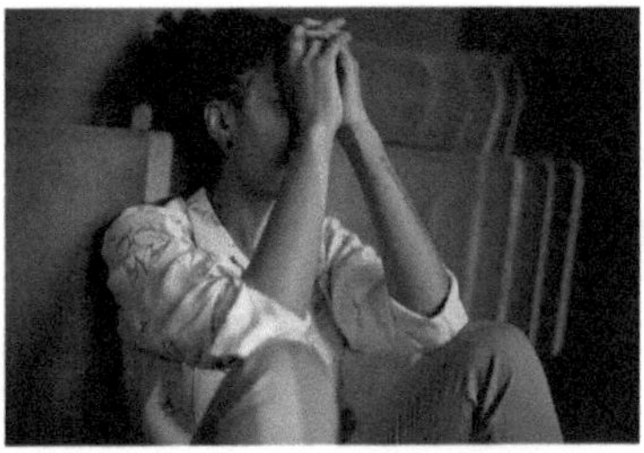

Estrés [i6]

Definir y comunicar límites personales es fundamental para desarrollar la fortaleza mental y la resiliencia al estrés. Límites claros protegen contra la sobrecarga, preservan la propia energía y fomentan una autoestima saludable. Establecer límites significa reconocer y respetar las propias necesidades y valores. Esto incluye decir no cuando las tareas superan las propias capacidades o contradicen los valores personales. También implica utilizar conscientemente el propio tiempo y energía y protegerse de la explotación emocional. Como un puerto seguro, los límites personales ofrecen protección contra las tormentas de la vida cotidiana y permiten mantenerse en el camino incluso en tiempos turbulentos. Esta delimitación es difícil para muchas personas, especialmente en contextos laborales, por miedo a consecuencias negativas o el deseo de agradar a los demás. Sin embargo, especialmente en posiciones de liderazgo, que a menudo están asociadas con altos niveles de estrés, la capacidad de establecer y mantener límites es esencial. Los entrenamientos de resiliencia pueden ofrecer un apoyo valioso al proporcionar estrategias para comunicar límites y fomentar la evaluación positiva de situaciones estresantes. Un entrenamiento estructurado puede, por ejemplo, practicar la formulación de "mensajes en primera persona" para expresar necesidades de manera clara y respetuosa, sin culpar a los demás. La definición de los límites personales debe abarcar tanto áreas profesionales como privadas y revisarse y ajustarse regularmente. Es útil identificar los propios valores y prioridades para desarrollar una comprensión clara de lo que es aceptable y lo que no. Esta conciencia forma la base para una vida auténtica y autodeterminada, en la que las propias necesidades y las de los demás están en armonía. Establecer límites no es un signo de debilidad, sino una expresión de respeto propio y fortaleza mental. Permite proteger los propios recursos y mantenerse eficaz y equilibrado a largo plazo. Al definir y comunicar claramente sus límites, crea una base para relaciones saludables y una vida plena, en la que puede dirigir su energía hacia las cosas que realmente le importan. El cumplimiento constante de los límites establecidos fortalece la confianza en uno mismo y la resiliencia interna frente a influencias externas. Permite abordar los desafíos con mayor calma y manejar las situaciones estresantes de manera más efectiva. Al diseñar conscientemente sus propios límites, asume la responsabilidad de su bienestar y crea las condiciones para una vida autodeterminada y plena.

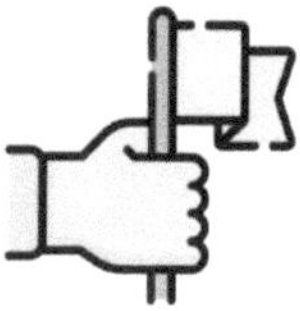

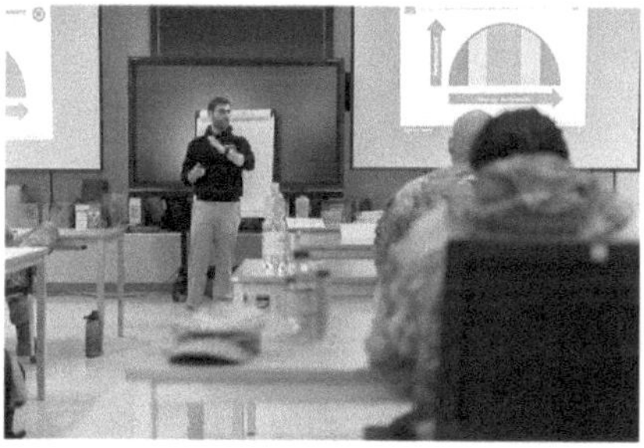

Entrenamiento de resiliencia [i7]

Bueno saber

Entrenamiento de resiliencia

Los entrenamientos de resiliencia son medidas específicas que tienen como objetivo fortalecer la resistencia psicológica. Proporcionan estrategias y técnicas para el manejo del estrés, la construcción de la confianza en uno mismo y la promoción de una autoimagen positiva. Tales entrenamientos pueden llevarse a cabo en entornos individuales o grupales e incluyen a menudo ejercicios de autorreflexión, manejo del estrés y comunicación.

Mensajes en primera persona

Los mensajes en primera persona son una estrategia de comunicación que permite expresar las propias necesidades y sentimientos de manera clara y respetuosa, sin culpar o atacar al interlocutor. Ayudan a evitar malentendidos y a resolver conflictos de manera constructiva. En el contexto de los límites personales, los mensajes en primera persona ayudan a comunicar claramente las propias necesidades mientras se mantiene la relación con el otro.

Límites personales

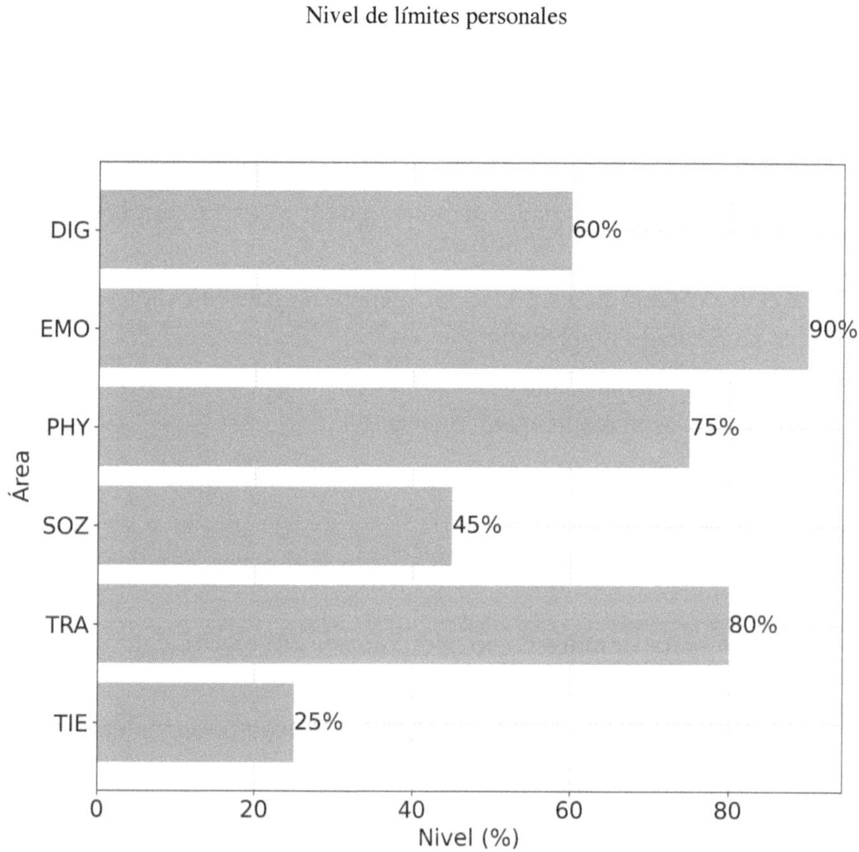

DIG: Digital
EMO: Emocional
PHY: Físico
SOZ: Social
TIE: Tiempo
TRA: Trabajo

La representación visualiza el estado personal en diferentes áreas del establecimiento de límites. Un valor alto muestra una buena capacidad para establecer y mantener límites. Las áreas con valores bajos indican potencial de desarrollo y la necesidad de prestar más atención a las propias necesidades en estas áreas.

Consejos concretos

- Visualiza tu estado mental ideal en una situación desafiante.
- Lleva un diario sobre momentos en los que has utilizado con éxito tu fortaleza mental.
- Elige un "mantra de fortaleza mental" que repitas en momentos de estrés.
- Transforma las debilidades aparentes en fortalezas desarrollando nuevas perspectivas.
- Practica el "minimalismo mental" dejando ir pensamientos y preocupaciones innecesarias.
- Enfréntate regularmente a pequeñas situaciones de estrés controladas para entrenar tu resiliencia.
- Recompénsate por cada paso que des hacia una mayor fortaleza mental.
- Crea un "kit de emergencia mental" con estrategias para momentos difíciles.
- Considera los desafíos como oportunidades de crecimiento y aprende de los reveses.
- Rodéate de personas que fomenten y te influyan positivamente en tu fortaleza mental.
- Desarrolla un ritual que te ayude a activar tu fortaleza mental a diario.
- Reflexiona regularmente sobre tus progresos y ajusta tus estrategias.
- Invierte tiempo en tu salud mental, así como lo haces con tu salud física.

1. 2 Manejo del estrés en la vida diaria

El estrés en la vida cotidiana afecta el rendimiento y el bienestar. Señales físicas y psicológicas como tensiones, trastornos del sueño o dificultades de concentración indican un desequilibrio. Cambios de comportamiento desfavorables, como el aislamiento social o el aumento del consumo de sustancias, agravan aún más la problemática. Este apartado "Manejo del estrés en la vida cotidiana" aborda el reconocimiento de señales de carga, la aplicación de técnicas de relajación y el establecimiento de actividades de compensación. Consideramos cómo identificar los estresores individuales y minimizar los efectos negativos. Gane control sobre su estrés y descubra estrategias prácticas para una mayor serenidad y resiliencia en la vida cotidiana.

La gestión del estrés es un proceso continuo de autorreflexión y requiere atención a las propias necesidades para desarrollar a tiempo estrategias individuales y fortalecer el bienestar a largo plazo.

Reconocer las señales de estrés

El estrés se manifiesta de diversas maneras, tanto física como psicológicamente. Las señales físicas pueden incluir tensiones, trastornos del sueño, problemas digestivos o un sistema inmunológico debilitado. Las señales psicológicas varían desde dificultades de concentración y irritabilidad hasta inquietud interna y falta de motivación. Es especialmente importante percibir cambios sutiles en el propio comportamiento. Un cambio en los hábitos alimenticios, como un hambre constante o falta de apetito, puede ser un indicio de estrés, al igual que el aislamiento social o un aumento en el consumo de sustancias como el alcohol o la nicotina. [s5] El estrés crónico puede afectar negativamente la actividad física y llevar a un estilo de vida sedentario, lo que a su vez aumenta el nivel de estrés. [s5] Reconocer que el estrés y el ejercicio están interrelacionados es el primer paso para romper este ciclo. Quien, por ejemplo, se da cuenta de que hace menos deporte en momentos de estrés, debe contrarrestar activamente e integrar el ejercicio en su rutina diaria. El deporte regular libera neurotransmisores como la serotonina y la dopamina, que mejoran el estado de ánimo y reducen el estrés. [s6] La interacción social durante el deporte, como en un equipo, también puede aumentar el bienestar. [s6] La identificación de señales de estrés individuales es clave para desarrollar estrategias personales de afrontamiento del estrés. Al aprender a interpretar las señales de advertencia tempranas del cuerpo y la mente, se pueden tomar medidas a tiempo para reducir el estrés y evitar consecuencias negativas para la salud a largo plazo. La atención plena en la vida cotidiana puede

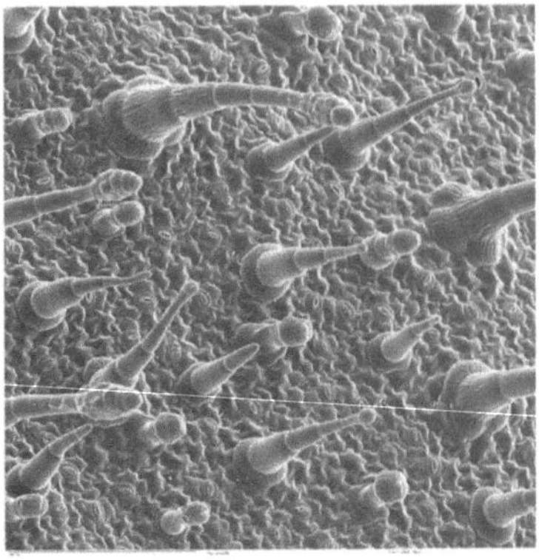

Nicotina [i8]

ayudar a percibir y comprender mejor las propias reacciones al estrés. ¿Cómo reacciona mi cuerpo en situaciones estresantes? ¿Qué pensamientos y sentimientos surgen? Esta autoobservación permite intervenir a tiempo e integrar actividades compensatorias antes de que el estrés se descontrole. La integración de prácticas de atención plena en actividades deportivas también puede fomentar la reducción del estrés y la claridad mental. [s6] Desarrollar una conciencia de las propias señales de estrés es un proceso continuo que requiere tiempo y práctica. Cuanto mejor se conoce y comprende uno mismo, más eficazmente puede manejar el estrés y fortalecer su propia resiliencia. Este proceso de autorreflexión es una inversión en la propia salud y el bienestar a largo plazo. Manejar el estrés de manera consciente no es una tarea única, sino una práctica continua que debe integrarse en la vida cotidiana. Se trata de tratarse a uno mismo con atención y tomar en serio las propias necesidades.

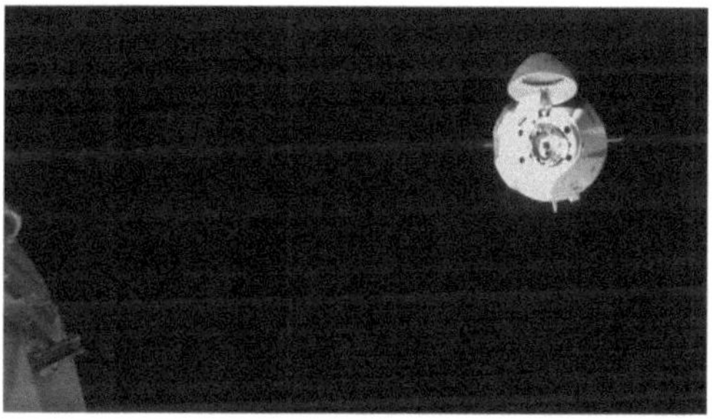

Resiliencia [i9]

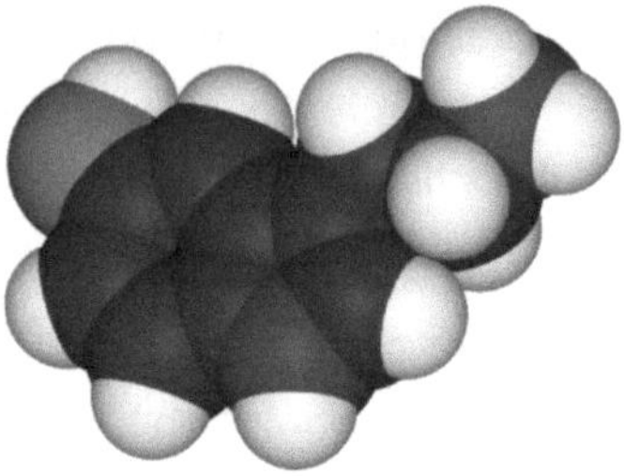

Serotonina [i10]

Bueno saber

Atención plena

La atención plena significa dirigir la atención de manera consciente al momento presente, sin juzgar. En el contexto del manejo del estrés, la atención plena ayuda a percibir y aceptar los propios pensamientos, sentimientos y sensaciones corporales sin dejarse abrumar por ellos. Los ejercicios de atención plena pueden ayudar a reducir el estrés, mejorar la autopercepción y fomentar la regulación emocional.

Neurotransmisores

Los neurotransmisores son mensajeros bioquímicos que transmiten señales entre las células nerviosas en el cerebro y el cuerpo. Juegan un papel crucial en la regulación del estado de ánimo, el sueño, el apetito, la concentración y las reacciones al estrés. El deporte y el ejercicio pueden promover la liberación de ciertos neurotransmisores como la serotonina y la dopamina, que contribuyen a mejorar el estado de ánimo y reducir el estrés.

Resiliencia

La resiliencia describe la capacidad de recuperarse de contratiempos, situaciones difíciles o experiencias traumáticas y salir fortalecido de ellas. Incluye la habilidad de manejar eficazmente los estresores, desarrollar estrategias de adaptación flexibles y mantener emociones positivas y confianza. En el contexto del manejo del estrés en la vida cotidiana, la resiliencia significa enfrentar constructivamente los desafíos de la vida y proteger la propia salud mental.

Señales de Estrés y Su Impacto

Frecuencia, intensidad y duración de las señales de estrés comunes.

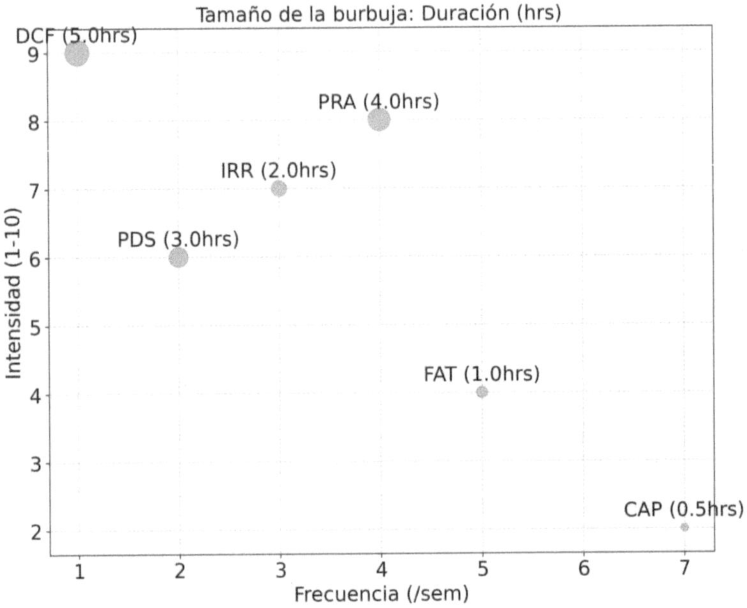

Blasengröße: Duración (hrs)

CAP: Cambio de Apetito	DCF: Dolor de Cabeza
FAT: Fatiga	IRR: Irritabilidad
PDS: Pérdida de Sueño	PRA: Preocupación/Ansiedad

Este gráfico revela una correlación entre la frecuencia y la intensidad de las señales de estrés. Las señales de alta frecuencia, incluso con menor intensidad, pueden contribuir significativamente a los niveles generales de estrés. Además, la duración prolongada, independientemente de la frecuencia o la intensidad, exacerba los efectos negativos del estrés. Controlar los factores estresantes de alta frecuencia y limitar la duración de todas las respuestas al estrés es crucial para mejorar el bienestar.

Aplicar técnicas de relajación

Las técnicas de relajación son herramientas para la regulación de reacciones al estrés. Su objetivo es liberar tanto la tensión física como la mental. Diversos métodos ofrecen diferentes enfoques. Los ejercicios de respiración se centran en el control consciente de la respiración para promover la calma física y la claridad mental. La relajación muscular según Jacobson implica la contracción y relajación sistemática de diferentes grupos musculares para liberar tensiones y alcanzar un estado de profunda relajación. La meditación y los ejercicios de atención plena entrenan la percepción consciente del momento presente, sin juzgar, y ayudan a interrumpir ciclos de pensamiento y encontrar la calma interior. El yoga combina ejercicios físicos, técnicas de respiración y meditación para mejorar la flexibilidad, la fuerza y la relajación. El entrenamiento autógeno utiliza la imaginación y la autosugestión para generar calma, calor y pesadez en el cuerpo, influyendo positivamente en los procesos fisiológicos. La elección de la técnica adecuada depende de las preferencias y necesidades individuales. Algunas personas se benefician de la actividad física del yoga, mientras que otras prefieren la concentración silenciosa de la meditación. La práctica regular, incluso en secuencias cortas, integrada en la vida diaria, puede aumentar la efectividad de las técnicas de relajación y fortalecer la resistencia al estrés de manera sostenible. Los métodos basados en la atención plena pueden, por ejemplo, incorporarse en forma de breves sesiones de meditación en la rutina diaria, como por la mañana al despertar o por la noche antes de dormir. Esto fomenta la autoaceptación y ayuda a romper patrones de pensamiento desfavorables, contribuyendo a una mejor gestión del estrés. [s7] La mejorada control de la atención a través del entrenamiento de la atención plena también tiene un efecto positivo en el manejo del estrés. [s7] La integración de la atención plena en enfoques terapéuticos subraya su valor para afrontar dificultades emocionales. [s7] La

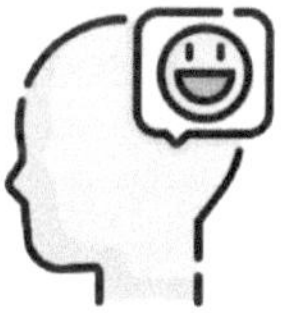

elección del método y la frecuencia de aplicación deben adaptarse a las necesidades personales y optimizarse continuamente.

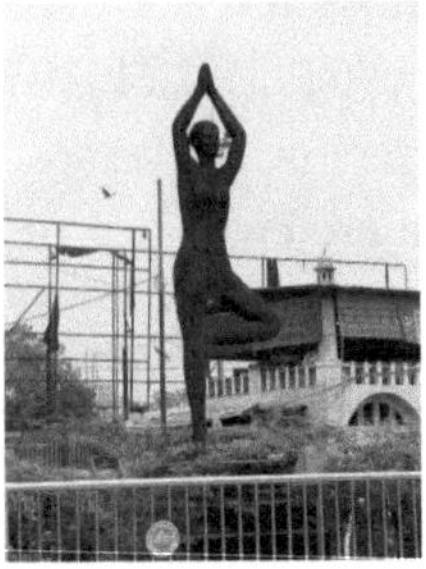

Yoga [i11]

Bueno saber

Control de la atención

El control de la atención es la capacidad de dirigir y mantener la atención de manera intencionada. Juega un papel importante en la gestión del estrés, ya que ayuda a ignorar distracciones y concentrarse en tareas importantes.

Entrenamiento de la atención plena

El entrenamiento de la atención plena es una práctica sistemática de la atención plena para mejorar la capacidad de percepción consciente y reducir el estrés.

Relajación muscular según Jacobson

La relajación muscular según Jacobson es un método que, mediante la contracción y relajación sistemática de diferentes grupos musculares, libera tensiones físicas y alcanza un estado de profunda relajación. Esto puede ayudar a reducir el estrés y mejorar la percepción corporal.

Métodos basados en la atención plena

Los métodos basados en la atención plena utilizan los principios de la atención plena para entrenar la percepción del momento presente y reducir el estrés. Pueden aplicarse en forma de meditación, yoga u otras prácticas.

Distribución de las técnicas de relajación

Métodos de relajación preferidos para el manejo del estrés.

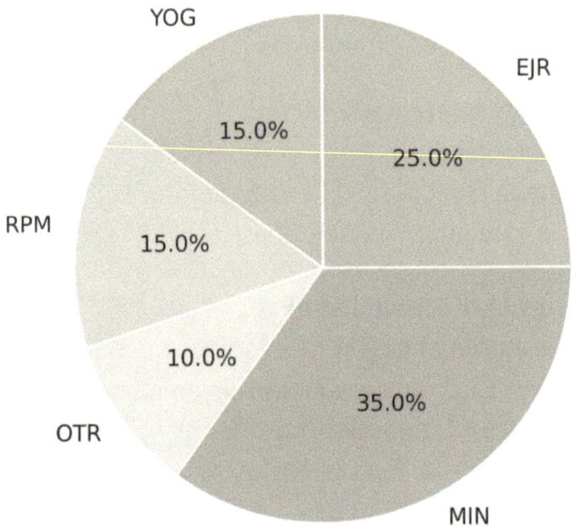

EJR: Ejercicios de respiración

OTR: Otras técnicas (por ejemplo, entrenamiento autógeno, biorretroalimentación)

YOG: Yoga y estiramientos

MIN: Atención plena y meditación

RPM: Relajación muscular progresiva

La atención plena y los ejercicios de respiración son las técnicas más populares, lo que sugiere una preferencia por los métodos de reducción del estrés fácilmente accesibles y autogestionados. Si bien el yoga y la relajación muscular progresiva requieren una práctica más dedicada, todavía tienen una proporción significativa, lo que destaca la diversidad de enfoques que utilizan las personas. El menor porcentaje dedicado a otras técnicas puede representar prácticas de nicho o métodos adaptados a las necesidades individuales.

Establecer actividades compensatorias

Establecer actividades compensatorias en la vida diaria requiere una planificación estratégica y la integración en la rutina diaria existente. En lugar de considerar el ejercicio como una carga adicional, debería implementarse como una parte integral del día a día, similar a comer o dormir. Un enfoque estructurado comienza con el análisis de la rutina diaria actual y la identificación de ventanas de tiempo que se pueden utilizar para la actividad física. Esto puede ser, por ejemplo, una breve sesión de entrenamiento por la mañana antes del trabajo, un paseo durante el almuerzo o una actividad deportiva por la noche. Establecer horarios concretos y anotarlos en el calendario ayuda a integrar las actividades deportivas en la vida cotidiana y a recordarlas. [s8] Además de la planificación temporal, la elección del deporte adecuado es crucial. La actividad debe ser placentera y ajustarse a las necesidades y preferencias individuales. Quienes disfrutan hacer deporte en compañía se benefician de participar en deportes de equipo o clases grupales. Esto no solo fortalece la motivación, sino que también fomenta las relaciones sociales y el sentido de comunidad. [s9] Para aquellos que buscan tranquilidad y concentración, son recomendables deportes individuales como yoga, correr o nadar. La integración del ejercicio en la vida diaria no tiene que ser necesariamente una tarea que consuma mucho tiempo. Breves y intensas sesiones de entrenamiento o actividades cotidianas, como subir escaleras en lugar de usar el ascensor o andar en bicicleta en lugar de conducir, también pueden tener un efecto positivo en la resistencia al estrés y el bienestar general. Es aconsejable aumentar gradualmente la intensidad y la duración de la actividad física para evitar la sobrecarga y garantizar la motivación a largo plazo. Desarrollar una rutina y vincular la actividad deportiva con otros hábitos, como el café matutino o el paseo nocturno con el perro, puede facilitar el establecimiento de actividades compensatorias y convertirlas en una parte integral de la vida diaria. La práctica de deportes en grupo puede, como muestran los estudios, aumentar la motivación y la adhesión a los programas de entrenamiento, lo que contribuye a una mejor gestión del estrés a largo plazo. [s9] La combinación de técnicas de manejo del estrés con ejercicio regular puede ayudar a minimizar las pérdidas de rendimiento relacionadas con el estrés y fortalecer la resiliencia psicológica. [s8] La elección del deporte adecuado y su integración en la vida diaria son individuales y deben adaptarse a las necesidades personales y circunstancias de vida. La reflexión regular sobre los propios progresos y la adaptación del plan de entrenamiento a las necesidades cambiantes son importantes para mantenerse motivado a largo plazo y maximizar los efectos positivos de las actividades compensatorias en la gestión del estrés.

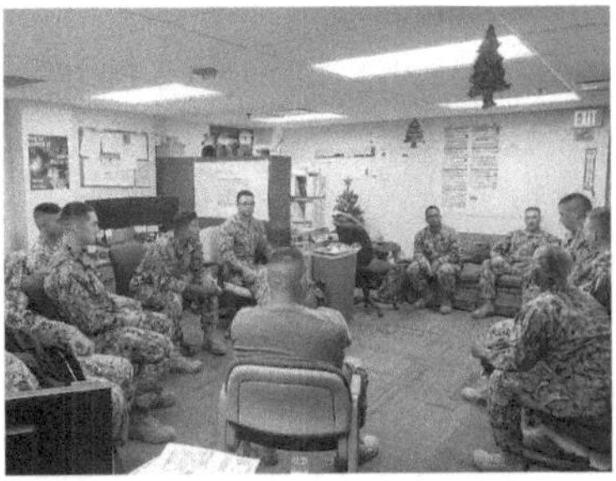

Gestión del estrés [i12]

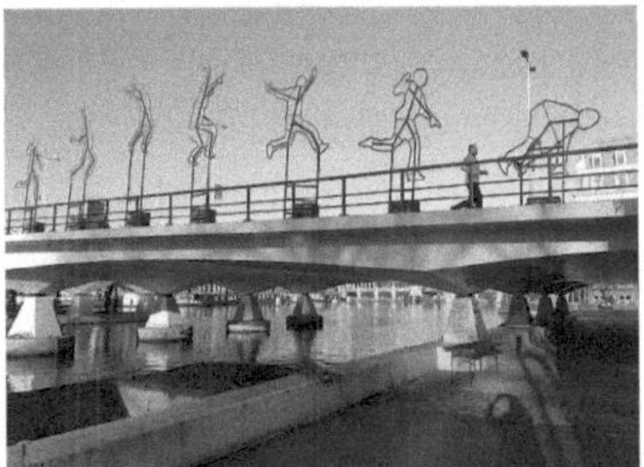

Footing [i13]

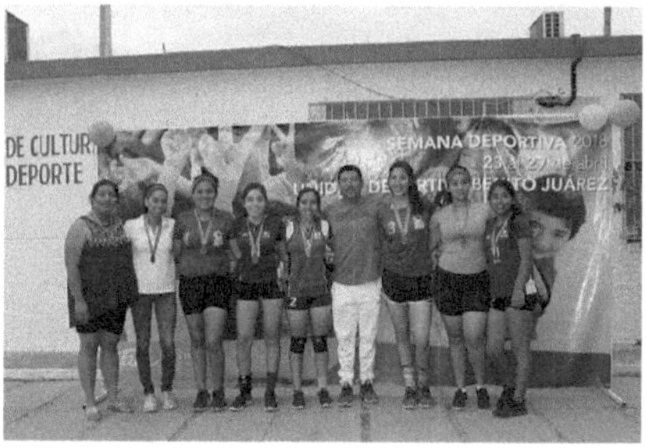

Deporte de equipo [i14]

Bueno saber

Adhesión

La adhesión describe cuán consistentemente se mantiene uno en un programa de entrenamiento u otra medida, por ejemplo, cuán regularmente se hace ejercicio o se sigue una dieta. Una alta adhesión es importante para el éxito de las estrategias de manejo del estrés.

Resistencia al estrés

La resistencia al estrés, también llamada resiliencia, es la capacidad de manejar el estrés sin que se vea afectada la salud mental o física. Permite enfrentar desafíos y salir fortalecido de ellos.

Actividades para el Manejo del Estrés

Distribución de actividades compensatorias para el manejo del estrés.

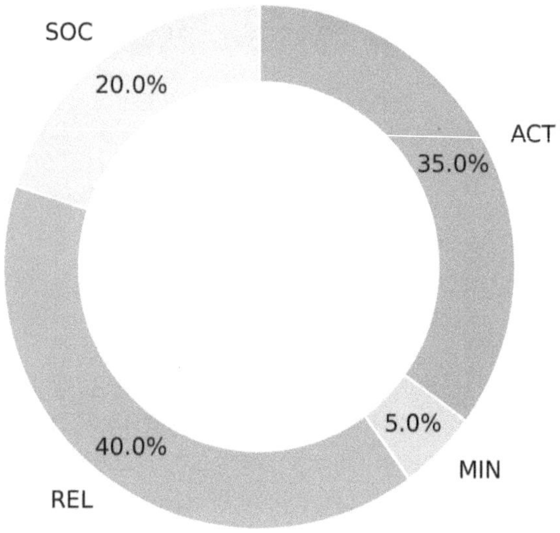

ACT: Ocio Activo (ej., Deportes, Pasatiempos)

REL: Relajación (ej., Meditación, Yoga)

MIN: Prácticas de Atención Plena (ej., Respiración profunda)

SOC: Compromiso Social (ej., Conectar con seres queridos)

La visualización destaca la importancia de un enfoque equilibrado para el manejo del estrés. Si bien las técnicas de relajación ofrecen una contribución significativa al bienestar general, el ocio activo y la participación social juegan un papel crucial en el desarrollo de la resiliencia y el mantenimiento de una perspectiva positiva. Las prácticas de atención plena, aunque en menor proporción, son esenciales para desarrollar la autoconciencia y la regulación emocional, lo que contribuye a la reducción del estrés a largo plazo.

Consejos concretos

- Conecte un camino cotidiano con un ejercicio de atención plena. Preste atención consciente a sus pasos, su respiración y el entorno.
- Enfóquese en las tareas del hogar, percibiendo cada actividad de manera consciente.
- Integre breves ejercicios de estiramiento en su jornada laboral para liberar tensiones y recargar energías.
- Cree pequeños oasis de tranquilidad en su hogar donde pueda desconectar y relajarse.
- Transforme los tiempos de espera en breves fases de meditación, observando su respiración y encontrando la calma.
- Desarrolle una señal personal que le recuerde sus estrategias de manejo del estrés, como una pulsera específica.
- Utilice la naturaleza como recurso para manejar el estrés. Pasee por el bosque o pase tiempo cerca del agua.
- Aprenda a decir no para evitar la sobrecarga y mantener sus límites.
- Desarrolle una rutina nocturna que le ayude a cerrar el día y a encontrar un sueño reparador.
- Lleve un diario de gratitud y anote diariamente tres cosas por las que esté agradecido.
- Experimente con diferentes experiencias sensoriales, como aromas o música, para influir positivamente en su estado de ánimo.
- Aprenda a reconocer y tomar en serio sus propias necesidades. Permítase descansos regularmente.
- Reflexione sobre sus éxitos en el manejo del estrés y refuércese a sí mismo.

1. 3 Entrenar la autopercepción

El estrés se manifiesta en diversas reacciones físicas y emocionales. Reconocer y comprender esto de manera temprana es esencial para una gestión efectiva del estrés y el desarrollo de la resiliencia. Una autoconciencia entrenada permite identificar los desencadenantes del estrés y los patrones de reacción individuales. Sin embargo, la percepción por sí sola no es suficiente. El siguiente paso consiste en utilizar estos conocimientos para gestionar activamente el estrés. Descubra a continuación cómo entrenar su autoconciencia y así fortalecer su fortaleza mental.

La percepción consciente de las reacciones corporales, emociones y patrones de pensamiento forma la base para una mejor autoconciencia y el desarrollo de la resiliencia al estrés.

Interpretar las señales físicas de estrés

El estrés no solo se manifiesta psicológicamente, sino que también se expresa a través de reacciones físicas. Reconocer estas señales a tiempo es el primer paso para gestionar las reacciones al estrés y prevenir consecuencias a largo plazo. Nuestro cuerpo reacciona al estrés con una activación del sistema nervioso simpático. Este antiguo mecanismo nos prepara para luchar o huir. Se liberan adrenalina y cortisol, el ritmo cardíaco se acelera, la respiración se vuelve más superficial y rápida, y los músculos se tensan. Estas reacciones son vitales en situaciones de peligro. Sin embargo, si este estado persiste durante un período prolongado, puede perjudicar nuestra salud. Los síntomas físicos del estrés son diversos y se manifiestan de manera diferente en cada individuo. Algunas personas reaccionan con problemas gastrointestinales como náuseas, diarrea o estreñimiento. Otras sufren de dolores de cabeza, tensiones en el cuello y los hombros o dolor de espalda. También los trastornos del sueño, la falta de apetito o los antojos pueden ser signos de estrés persistente. El palpitante, el mareo o una sensación de opresión en el pecho son otros posibles síntomas. Problemas de piel como la dermatitis atópica o la psoriasis pueden empeorar debido al estrés. El sistema inmunológico se debilita, lo que aumenta la susceptibilidad a infecciones. Algunos afectados también informan sobre hormigueo o entumecimiento en manos y pies. Temblores, dificultades de concentración y una sensación de inquietud interna son también síntomas comunes del estrés. Para identificar las propias señales de estrés, un "diario de estrés" puede ser útil. Anote durante varias semanas cuándo y en qué situaciones aparecen ciertos síntomas físicos. Así se pueden reconocer patrones y conexiones. Por ejemplo, quien note que la tensión en el cuello aumenta cada viernes después de la última reunión puede tomar medidas específicas para reducir el estrés en esa situación. Un breve ejercicio de relajación en el lugar de trabajo, un paseo durante el almuerzo o un baño relajante por la noche pueden ayudar a liberar la tensión. Además de observar los síntomas agudos del estrés, es importante prestar atención a cambios sutiles en el cuerpo. Un tono muscular elevado de forma continua, una respiración superficial o un sueño inquieto pueden ser indicadores de estrés crónico. Esta "tensión de fondo" a menudo no se percibe conscientemente, pero aún así afecta al cuerpo. Ejercicios de relajación regulares como yoga, meditación o entrenamiento autógeno ayudan a reducir esta tensión crónica y mejorar la percepción corporal. Además, el ejercicio suficiente al aire libre y una alimentación saludable contribuyen a desarrollar la resistencia al estrés. Ejercicios de atención plena pueden ayudar a enfocar la atención en el momento presente y así reducir la rumiación y las preocupaciones. La capacidad de interpretar correctamente las señales del cuerpo es crucial para manejar el estrés. Los síntomas físicos son valiosas pistas de que algo está fuera de equilibrio. Ofrecen la oportunidad de actuar a tiempo y tomar medidas preventivas. Ignorar las señales del cuerpo durante un período prolongado puede llevar a problemas de salud graves. Por lo tanto, es importante prestar atención a las propias necesidades y tomarse descansos regularmente para regenerar cuerpo y mente. Quien aprende a entender el lenguaje de su cuerpo puede manejar mejor las situaciones de estrés y fortalecer su salud mental y física. Un trato consciente con uno mismo es la base para una vida equilibrada y plena.

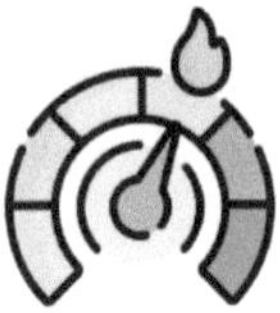

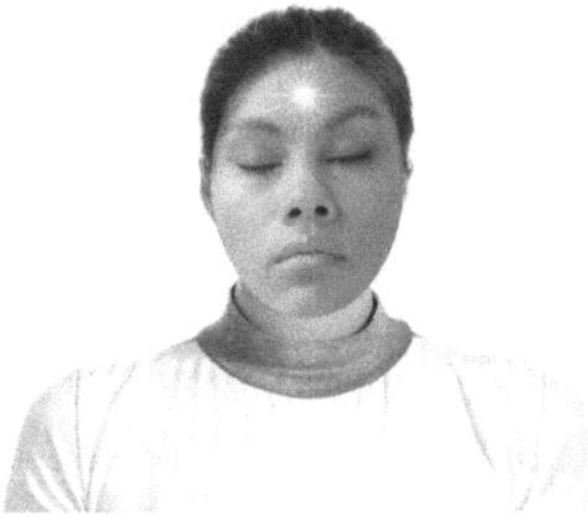

Meditación [i15]

Bueno saber

Adrenalina

Una hormona que se libera durante el estrés y coloca al cuerpo en un estado de mayor atención y disposición. Para la autopercepción, es importante conocer el efecto de la adrenalina en el cuerpo para poder clasificar mejor las reacciones al estrés.

Cortisol

Una hormona del estrés que influye en el metabolismo y puede tener efectos negativos en la salud si se mantiene en niveles elevados de forma continua. La percepción de los efectos del cortisol puede ayudar a identificar estresores y desarrollar estrategias de afrontamiento.

Ejercicios de atención plena

Ejercicios que dirigen la atención al momento presente y mejoran la percepción de pensamientos, emociones y sensaciones corporales. Apoyan la autopercepción y ayudan a reconocer patrones de estrés.

Entrenamiento autógeno

Una técnica de relajación que induce calma física y mental a través de la auto-influencia. Ayuda a mejorar la percepción corporal y reducir los síntomas de estrés.

Meditación

Una práctica que conduce a la calma y claridad interior a través de la atención plena y la concentración. Fomenta la autopercepción y ayuda a controlar las reacciones al estrés.

Señales de estrés físico

Intensidad y frecuencia de los síntomas de estrés físico.

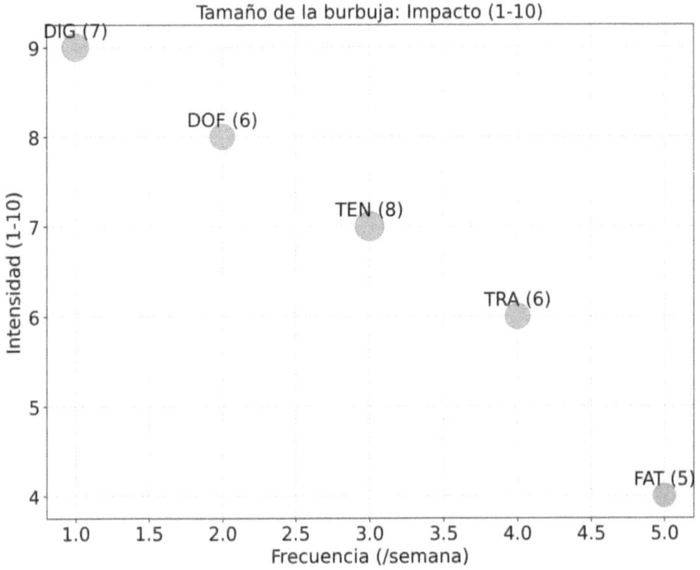

Blasengröße: Impacto (1-10)

DIG: Problemas digestivos

DOF: Dolores de cabeza

FAT: Fatiga

TEN: Tensión muscular

TRA: Trastornos del sueño

El gráfico revela una correlación entre la tensión muscular y la fatiga. Las personas que experimentan dolores de cabeza frecuentes también reportan niveles más altos de trastornos del sueño. Si bien los problemas digestivos son menos comunes, su intensidad puede ser significativa cuando ocurren. Esto sugiere un posible vínculo entre respuestas específicas al estrés y su impacto en el bienestar general. Abordar los síntomas frecuentes e intensos como la tensión muscular, los dolores de cabeza y los problemas de sueño podría ser crucial para mejorar la resistencia al estrés.

Comprender los patrones emocionales

Comprender los patrones emocionales ayuda a identificar e influir en las propias reacciones a los estresores. Al observar sentimientos recurrentes en situaciones específicas, se genera una conciencia de las reacciones emocionales individuales. Esta autopercepción es la base para una mejor gestión del estrés [s10]. No se trata de suprimir las emociones, sino de comprender sus causas y efectos. Por ejemplo, puede reconocer que la ira a menudo surge en reuniones laborales cuando se siente ignorado. Este conocimiento le permite prestar más atención a sus emociones en futuras reuniones y desarrollar estrategias constructivas, como comunicar claramente sus necesidades. La mejora de la selbstregulation permite un manejo adecuado de los estresores [s11]. La integración de achtsamkeitsuebungen puede fomentar la percepción interoceptiva, es decir, la sensación de señales corporales internas que a menudo están asociadas con emociones [s11]. Esta percepción refinada apoya la regulación emocional y fortalece la aptitud mental [s11]. Un entorno emocional positivo refuerza la confianza en uno mismo y promueve el desarrollo personal [s10]. Al aprender a comprender y regular sus emociones, crea una condición importante para una mayor resilienz y bienestar en la vida cotidiana [s10].

Bueno saber

Percepción interoceptiva

La percepción interoceptiva se refiere a la capacidad de percibir señales internas del cuerpo, como el latido del corazón, la respiración o el hambre. Estas señales están estrechamente vinculadas a las emociones. Una percepción interoceptiva entrenada permite comprender mejor la conexión entre el cuerpo y la mente y experimentar los estados emocionales de manera más consciente. Esta es una base importante para la regulación de las emociones y el desarrollo de la resistencia al estrés.

Respuesta emocional a los desencadenantes del estrés

Correlación entre la intensidad del desencadenante del estrés y la respuesta emocional.

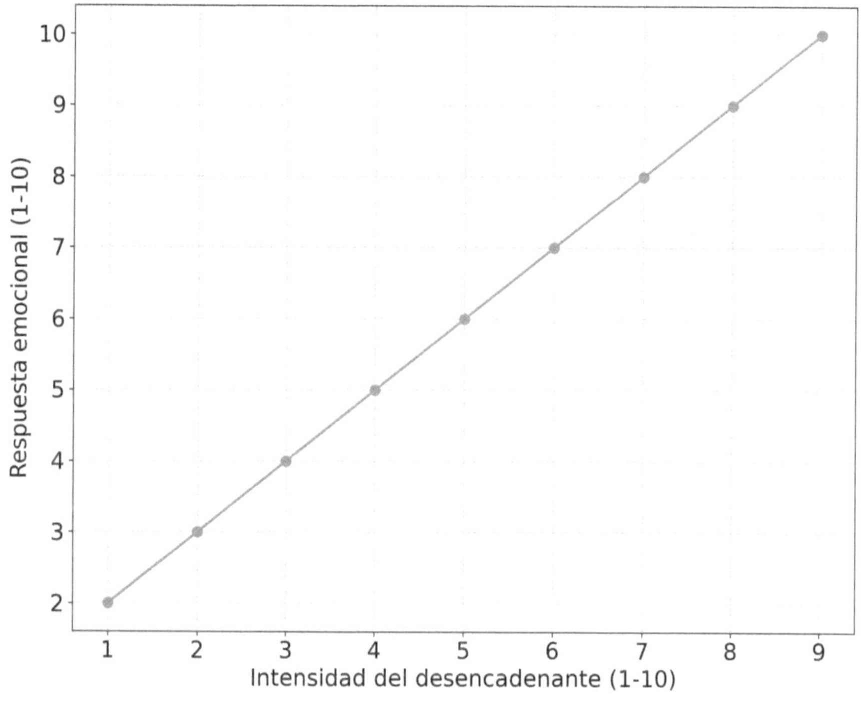

El gráfico ilustra una correlación positiva entre la intensidad de un desencadenante de estrés y la magnitud de la respuesta emocional. A medida que aumenta la intensidad del desencadenante, también lo hace la respuesta emocional. Esto resalta la importancia de reconocer los desencadenantes desde el principio, antes de que se intensifiquen y conduzcan a reacciones emocionales más intensas. Desarrollar mecanismos de afrontamiento para los desencadenantes de menor intensidad puede ser crucial para desarrollar resiliencia y manejar respuestas emocionales más fuertes cuando se enfrentan a situaciones más desafiantes.

Resolver bloqueos mentales

Los bloqueos mentales a menudo surgen de patrones de pensamiento rígidos, creencias negativas o emociones reprimidas. Se manifiestan en falta de creatividad, dificultades de concentración o la incapacidad para tomar decisiones. Un primer paso para resolver estos bloqueos radica en la percepción consciente de los propios pensamientos y sentimientos. Al igual que un diario para los síntomas físicos del estrés, un diario de pensamientos puede ayudar a identificar patrones de pensamiento negativos recurrentes. Anote no solo el pensamiento en sí, sino también las emociones asociadas y la situación correspondiente. Este enfoque fomenta la autorreflexión y permite indagar en las causas de los bloqueos. A menudo, estos se basan en creencias profundamente arraigadas que limitan la propia acción. Por ejemplo, la creencia "No soy lo suficientemente creativo" puede llevar a que nuevas ideas sean sofocadas en su inicio. Al reconocer y cuestionar estas creencias limitantes, uno se abre a nuevas perspectivas y enfoques de solución. También las emociones reprimidas pueden conducir a bloqueos mentales. En lugar de ignorar estos sentimientos, es importante darles espacio y aceptarlos. A través de la confrontación con las propias emociones, se pueden resolver bloqueos y fomentar la fortaleza mental. El desarrollo de la percepción emocional puede llevar a mejoras significativas en la resiliencia y el afrontamiento. Un manejo constructivo de las emociones y las creencias limitantes es, por lo tanto, un paso importante para aumentar la flexibilidad mental y el bienestar. Al igual que en el entrenamiento de la percepción corporal, la resolución de bloqueos mentales también requiere paciencia y práctica. A través de la autorreflexión regular y la disposición a cuestionar formas de pensar habituales, se puede allanar el camino hacia una mayor claridad y fortaleza mental.

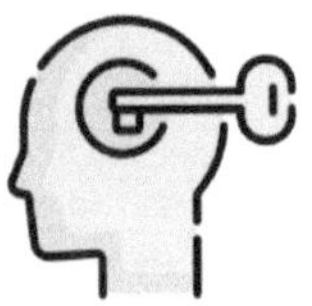

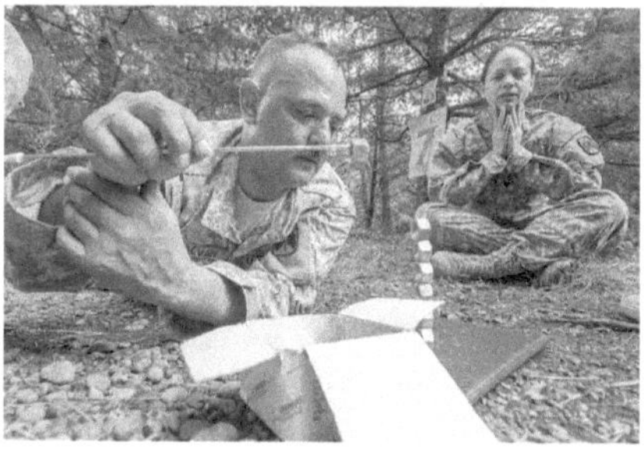

Fortaleza mental [i16]

Bloqueos más frecuentes

Bloqueos y sus respectivas intensidades.

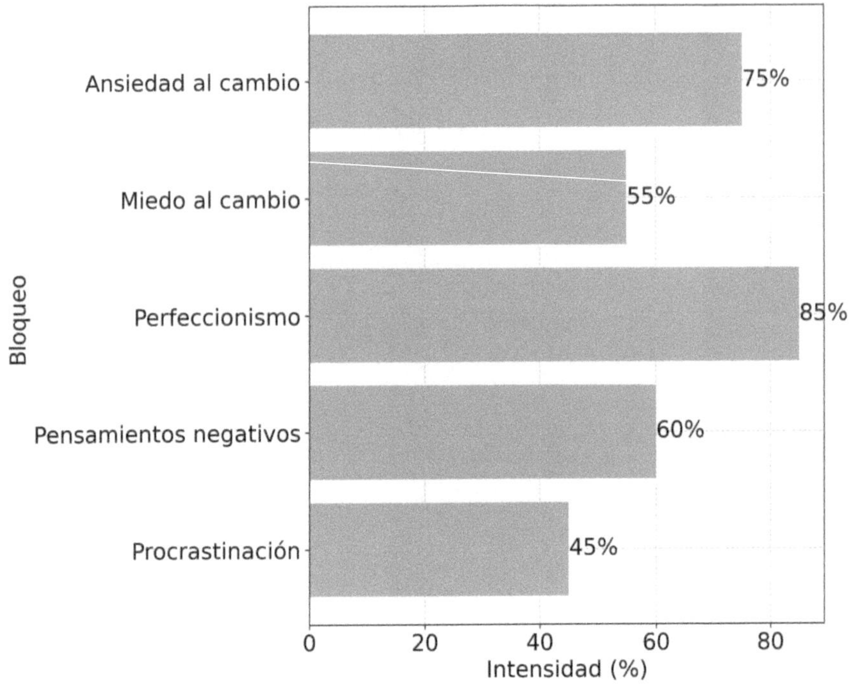

AAC: Ansiedad al cambio

MAC: Miedo al cambio

PEN: Pensamientos negativos

PER: Perfeccionismo

PRO: Procrastinación

El gráfico de barras horizontales visualiza la intensidad de varios bloqueos mentales. El 'Perfeccionismo' y la 'Procrastinación' muestran una alta intensidad, lo que sugiere su fuerte efecto inhibidor. La 'Ansiedad al cambio' es menos pronunciada, pero aún debe tenerse en cuenta. Los 'Pensamientos negativos' y el 'Miedo al cambio' muestran una intensidad moderada y podrían indicar problemas subyacentes que deben abordarse.

Consejos concretos

- Conscientemente, sienta su respiración varias veces al día. ¿Qué calidad tiene? ¿Es superficial o profunda?
- Preste atención a su postura. ¿Qué señales le envía su cuerpo? ¿Dónde siente tensiones?
- Escanee su cuerpo de pies a cabeza. ¿Qué sensaciones percibe? ¿Qué partes del cuerpo se sienten agradables?
- Asocie una acción cotidiana, como cepillarse los dientes, con la percepción consciente. Sienta las cerdas en sus dientes, el sabor de la pasta de dientes.
- Concéntrese en el sabor y la textura de los alimentos al comer. Saboree conscientemente cada ingrediente.
- Al ducharse, perciba la temperatura del agua en su piel. Sienta la presión del chorro de agua.
- Observe su expresión facial en el espejo. ¿Qué expresión tiene su rostro? ¿Qué le dice eso sobre su estado actual?
- Escuche su voz interior. ¿Qué le dice? ¿Qué necesidades y deseos siente?
- Cambie conscientemente su postura corporal cuando sienta estrés. Enderece su espalda, respire profundamente.
- Desarrolle un repertorio de pequeños rituales de autocuidado. Una taza de té, un baño caliente, un buen libro.
- Reflexione al final del día sobre sus reacciones emocionales y físicas. ¿Qué ha aprendido?
- Busque un lugar tranquilo y escuche los sonidos de su entorno. ¿Qué escucha?
- Muévase de manera consciente y atenta. Sienta el suelo bajo sus pies, el viento en su piel.

Revisión - 1. Fundamentos de la resiliencia al estrés

La resiliencia al estrés no es un talento innato, sino una habilidad que puede entrenarse de manera sistemática. El camino hacia una mayor serenidad y fortaleza interior comienza con una conciencia aguda de uno mismo. Dedique tiempo regularmente a la autorreflexión y observe sus pensamientos y emociones en situaciones estresantes. Pregúntese: ¿Qué patrones reconozco? ¿Cómo reacciono física y emocionalmente ante los desafíos? Un diario puede ayudarle a registrar estas observaciones e identificar reacciones recurrentes. No analice solo las reacciones superficiales, sino intente comprender las causas más profundas de sus experiencias de estrés. ¿Cuáles son sus valores y necesidades personales? ¿Qué situaciones lo sacan de su equilibrio? Estos conocimientos forman la base para fortalecer de manera específica su resistencia al estrés.

La atención plena es una herramienta valiosa para refinar su autoconciencia y mejorar su autorregulación. Dirija su atención de manera consciente al momento presente, sin juzgar. Ejercicios de atención plena, meditación o yoga pueden ayudarle a encontrar la calma interior y enfocar sus pensamientos. Integre estas prácticas en su vida diaria, incluso en breves secuencias. Solo unos minutos de respiración consciente o una breve meditación por la mañana pueden influir positivamente en su resistencia al estrés a lo largo del día. No olvide la autocompasión. Trátese a sí mismo con amabilidad y comprensión, especialmente en tiempos difíciles. Acepte sus emociones sin dejarse controlar por ellas.

Además de fortalecer sus recursos internos, es importante conocer y proteger sus límites. Defina claramente lo que está dispuesto a hacer y dónde están sus límites. Tanto en el contexto profesional como en el personal, es crucial decir no cuando sus capacidades están agotadas o cuando se violan sus valores. Practique la comunicación de sus límites con mensajes en primera persona para expresar sus necesidades de manera clara y respetuosa, sin culpar a los demás. Esto puede ser difícil al principio, pero a largo plazo fortalecerá su confianza y resiliencia. No dude en buscar apoyo profesional, por ejemplo, a través de entrenamientos de resiliencia o coaching. Allí aprenderá más estrategias para manejar el estrés y comunicarse.

La implementación de estas recomendaciones requiere tiempo, paciencia y práctica. Sea indulgente consigo mismo si no alcanza todos sus objetivos de inmediato. Concéntrese en pequeños pasos y celebre sus éxitos. Cada paso hacia una mayor resistencia al estrés es una ganancia para su salud y bienestar. Un trato consciente consigo mismo y el desarrollo continuo de sus habilidades son la clave para una vida más serena y plena. Invierta en su fortaleza interior: ¡vale la pena!

2. Herramientas para el manejo del estrés

¿Quién no conoce la sensación cuando el estrés se apodera y las estrategias habituales ya no funcionan? La vida moderna nos presenta desafíos constantes que exigen soluciones efectivas. Así como un artesano necesita diferentes herramientas para diversas tareas, también nosotros requerimos un repertorio versátil de métodos para manejar el estrés. Las técnicas adecuadas permiten mantener la calma incluso en tiempos turbulentos y salir fortalecido de las crisis. En este capítulo, descubrirá herramientas probadas en la práctica que fortalecerán su resiliencia mental de manera sostenible.

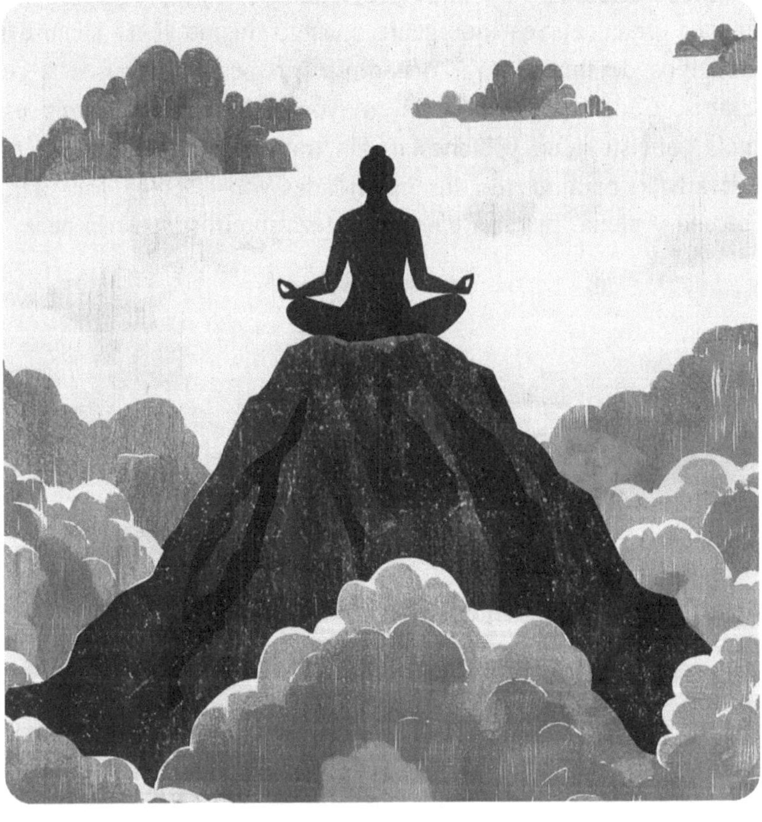

2. 1 Estrategias de afrontamiento

Las estrategias de afrontamiento ofrecen herramientas concretas para un manejo efectivo del estrés. Ayudan a enfrentar los desafíos cotidianos y a contrarrestar los efectos negativos del estrés. Esta sección destaca enfoques prácticos para optimizar la gestión del tiempo, la fijación de prioridades y la estructuración de tareas. Descubra cómo fortalecer su resistencia al estrés personal y ganar más serenidad en la vida diaria.

La resistencia al estrés se basa en la sinergia de una gestión del tiempo eficiente, una clara priorización y una abordaje estructurado de las tareas.

Optimizar la gestión del tiempo

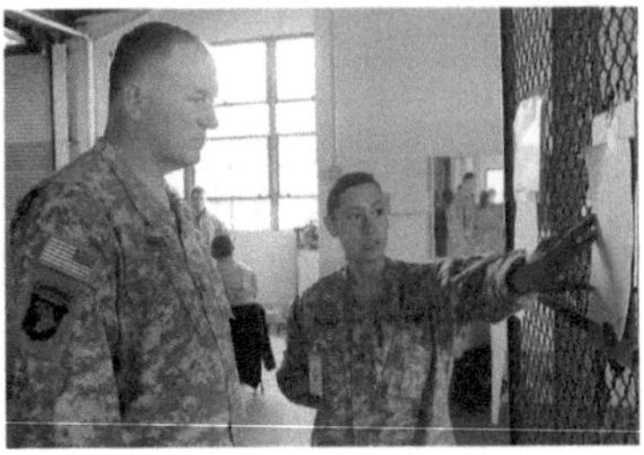

Lista de tareas [i17]

La gestión del tiempo contribuye significativamente a la reducción del estrés. Concéntrese en las tareas esenciales y distinga lo importante de lo trivial. Elabore una lista de tareas y ordene los puntos por prioridad. Aborde primero las tareas más urgentes e importantes para obtener una sensación de control y progreso [s12]. Anotar las tareas completadas al final del día refuerza esta sensación positiva y motiva para el día siguiente [s12]. Además, integre regularmente técnicas de relajación en su vida diaria. Breves sesiones de mindfulness o ejercicios de respiración, como los que se practican en yoga o tai chi, fomentan la regeneración mental y fortalecen la resiliencia frente al estrés [s12]. Las personas resilientes utilizan emociones positivas para recuperarse de experiencias negativas y amortiguar el estrés [s13]. La percepción consciente y el refuerzo de emociones positivas, como la alegría o la gratitud, amplían la mentalidad y ayudan a construir recursos para futuros desafíos [s13]. Así como un programa de entrenamiento regular fortalece la condición física, los ejercicios de relajación regulares entrenan la fortaleza mental y mejoran la capacidad de manejar situaciones estresantes de manera efectiva. Una rutina diaria estructurada con franjas horarias fijas para el trabajo, el descanso y las relaciones sociales apoya la autoorganización y minimiza los factores de estrés. La reducción consciente del tiempo en redes sociales puede, como muestran los estudios, mejorar el rendimiento escolar y las habilidades cognitivas y reducir el estrés que surge de interacciones con profesores o presión de grupo [s14]. El tiempo ganado puede ser

utilizado para actividades que fomenten emociones positivas y fortalezcan la resilienz.

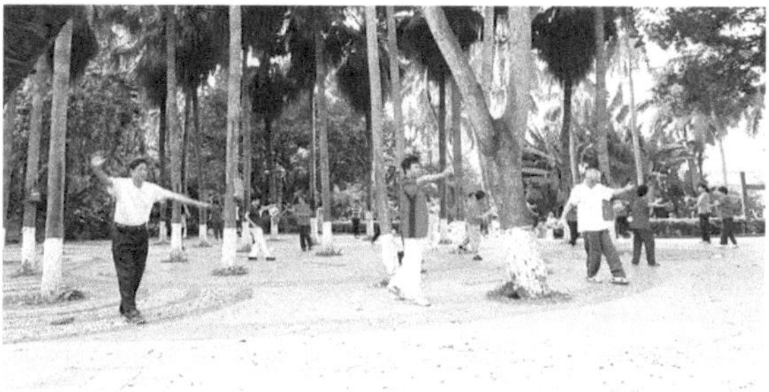

Tai Chi [i18]

Bueno saber

Cognitivo

Cognitivo se refiere a los procesos mentales como pensar, percibir, recordar y aprender. Las habilidades cognitivas juegan un papel importante en la gestión del estrés y el desarrollo de estrategias de solución.

Mindfulness

La atención plena significa estar presente en el momento actual sin juzgar. Los ejercicios de mindfulness ayudan a percibir pensamientos y sentimientos de manera más consciente y fomentan la autorregulación en el manejo del estrés.

Gestión del Tiempo para la Resiliencia al Estrés

Asignación de tiempo para actividades clave que promueven la fortaleza mental y la resiliencia al estrés.

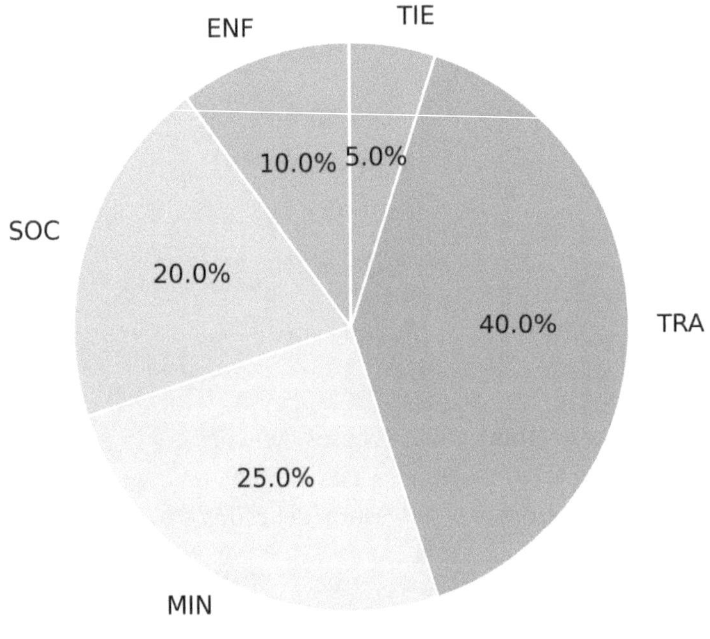

ENF: Trabajo Enfocado

SOC: Interacción Social Significativa

TRA: Tareas Reactivas

MIN: Atención Plena y Autocuidado

TIE: Tiempo de Amortiguación

Este gráfico visualiza una estrategia eficaz de gestión del tiempo para mejorar la resiliencia al estrés. Priorizar las actividades proactivas como la atención plena y el trabajo enfocado permite una mejor gestión de las tareas reactivas y minimiza el tiempo dedicado a las respuestas improductivas al estrés. Un enfoque equilibrado en estas categorías contribuye al bienestar general y a una mejor capacidad para manejar el estrés.

Establecer prioridades

La establecimiento de prioridades es un paso importante para estructurar eficazmente la vida cotidiana y reducir el estrés. En lugar de sentirse abrumado por una larga lista de tareas, una clara priorización ayuda a enfocar la atención en las tareas realmente importantes. Un sistema probado para la priorización es la Matriz de Eisenhower, que clasifica las tareas según su urgencia e importancia. Las tareas urgentes e importantes deben realizarse de inmediato. Las tareas importantes, pero no urgentes, como la planificación de un proyecto o el mantenimiento de relaciones sociales, deben programarse [s15]. Las tareas urgentes, pero no importantes, como responder ciertos correos electrónicos, pueden ser delegadas. Las tareas no importantes y no urgentes pueden ser eliminadas. Este método ayuda a mantener la perspectiva y a utilizar el tiempo disponible de manera óptima. Además, la priorización de tareas también puede realizarse en función de valores y objetivos individuales. Al hacerse consciente de lo que realmente importa, ya sea la familia, la carrera o el desarrollo personal, se pueden clasificar las tareas más fácilmente según su relevancia para estos objetivos. Así se puede asegurar que se invierte la energía y el tiempo en las áreas que tienen el mayor impacto positivo en el bienestar y la calidad de vida [s16]. Una priorización basada en valores puede contribuir a desarrollar un sentido más fuerte de significado y realización, al tiempo que reduce el estrés que proviene de la sensación de estar abrumado o disperso. Otro aspecto de la establecimiento de prioridades es aprender a decir "no". A menudo, nos sentimos obligados a aceptar tareas o compromisos que en realidad nos abruman o nos desvían de nuestros objetivos. Al aprender a rechazar solicitudes de manera cortés pero firme, se protege el tiempo y la energía para las cosas realmente importantes. Esto puede ser inicialmente incómodo, pero a largo plazo fortalece la autoeficacia y la sensación de control sobre la vida cotidiana. Es útil recordar que un "no" a una solicitud no significa necesariamente un "no" a la persona. Una comunicación clara y respetuosa puede ayudar a evitar malentendidos y a mantener los propios límites. La capacidad de establecer prioridades no solo es importante en el contexto laboral, sino también en la vida privada. Permite encontrar el equilibrio entre el trabajo, la familia, los amigos y los intereses personales, y así llevar una vida plena y equilibrada. Al tomarse regularmente tiempo para actividades que brindan alegría y recargan la energía, se invierte en la salud mental y se fortalece la resiliencia frente al estrés. Esto puede incluir actividades deportivas, pasatiempos creativos o simplemente momentos de relajación en la naturaleza. Es importante integrar conscientemente estos momentos en la vida cotidiana y tomarlos tan en serio como las citas laborales. Finalmente, es importante revisar y ajustar regularmente la propia priorización. Las circunstancias de vida, los objetivos y las prioridades pueden cambiar con el tiempo. Una priorización flexible permite reaccionar a estos cambios y enfocar continuamente la atención en las tareas más importantes en ese momento. Esto puede significar delegar ciertas tareas, establecer nuevas prioridades o reconsiderar viejos hábitos. Reflexionar regularmente sobre las propias prioridades ayuda a mantener la perspectiva, a gestionar eficazmente la vida cotidiana y a mejorar el bienestar personal.

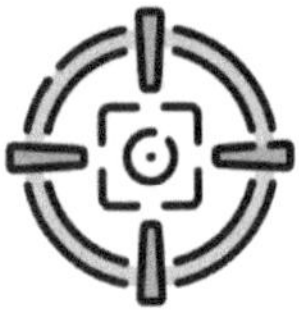

Bueno saber

Delegar

Delegar significa transferir tareas a otras personas. En el contexto de la gestión del estrés y la fortaleza mental, delegar ayuda a reducir la carga de trabajo y a concentrarse en las tareas más importantes. También fortalece las competencias de los miembros del equipo y fomenta la colaboración.

Matriz de Eisenhower

La Matriz de Eisenhower es una herramienta para la priorización de tareas. Ayuda a clasificar las tareas en cuatro cuadrantes, basándose en su urgencia e importancia. Esto permite una planificación efectiva del tiempo y reducción del estrés, al concentrarse en las tareas más importantes y eliminar o delegar las tareas no importantes.

Priorización para la Resiliencia al Estrés

Distribución de las áreas de enfoque para desarrollar la resiliencia al estrés y la fortaleza mental.

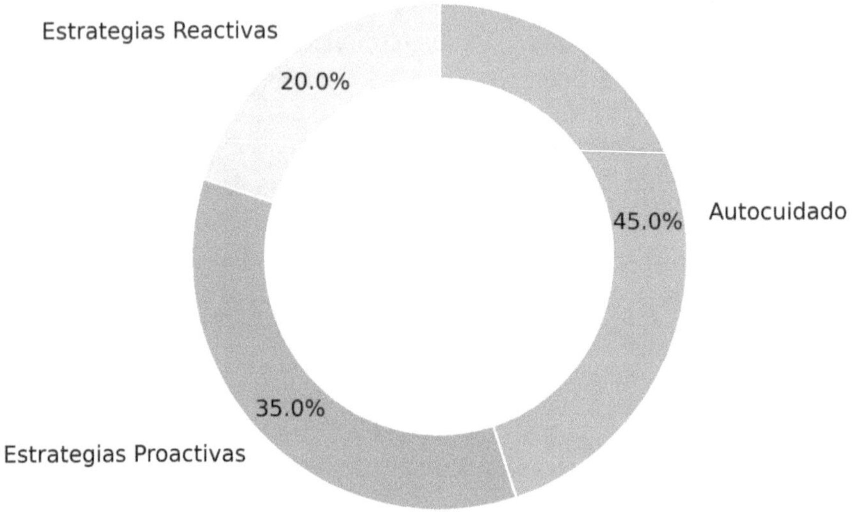

- ACU: Autocuidado (Salud física, Conexiones sociales)
- EPR: Estrategias Proactivas (Planificación, Rutina, Atención plena)
- ERE: Estrategias Reactivas (Mecanismos de afrontamiento, Técnicas de relajación)

Este gráfico visualiza la distribución sugerida del esfuerzo en áreas clave para desarrollar la resiliencia al estrés. Una parte significativa se dedica a estrategias proactivas, destacando la importancia de la preparación y la acción preventiva. Si bien las estrategias reactivas siguen siendo necesarias para manejar el estrés inevitable, el énfasis en las medidas proactivas subraya la eficacia de construir una base sólida para el bienestar mental. Se recomienda un enfoque equilibrado en todas las áreas, con una ligera inclinación hacia las medidas proactivas, para una gestión óptima del estrés.

Estructurar las tareas

Estructurar las tareas ayuda a manejar el día a día de manera efectiva y a minimizar el estrés. Más allá de una simple priorización, esto incluye la organización de actividades individuales. Un método es descomponer tareas complejas en pasos más pequeños y manejables. Esto reduce la sensación de agobio y fomenta una sensación de progreso y control, similar a marcar elementos completados en una lista de tareas. Además, establecer objetivos claros para cada tarea ayuda a aumentar la motivación y enfocar en lo esencial. Un atleta que se prepara para una competencia podría dividir el gran objetivo de "correr un maratón" en sesiones de entrenamiento más pequeñas, como "correr 10 km" o "realizar entrenamiento de fuerza", haciendo así el progreso medible y manteniendo la motivación [s17]. Además, la planificación del marco temporal para los pasos individuales es relevante. Ventanas de tiempo realistas ayudan a evitar la procrastinación y a mantener el flujo de trabajo. Al estructurar la tarea misma – desde la definición del objetivo hasta la descomposición en pasos y la planificación del tiempo – se establece la base para un trabajo eficiente y una mejor resistencia al estrés. La combinación de un enfoque orientado a la tarea – es decir, abordar activamente la tarea

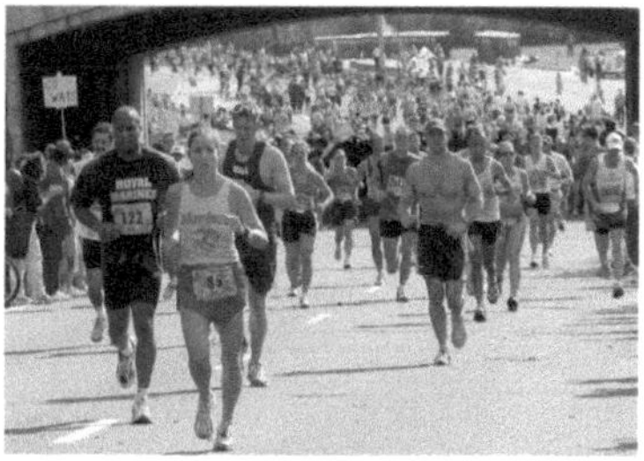

Maratón [i19]

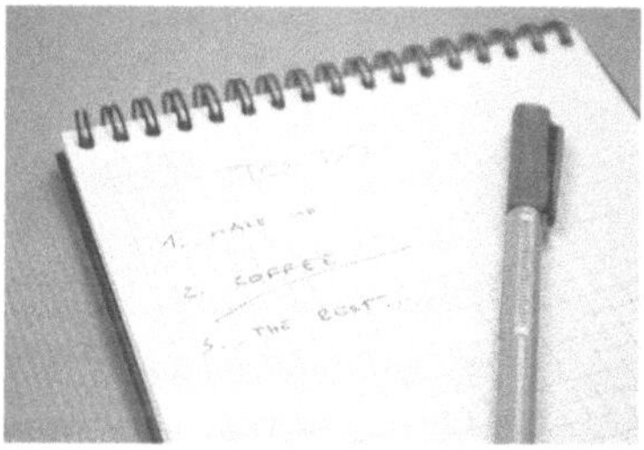

Lista de tareas [i20]

en sí – y la flexibilidad cognitiva – la capacidad de adaptarse a eventos imprevistos – contribuye significativamente a una gestión exitosa [s18].

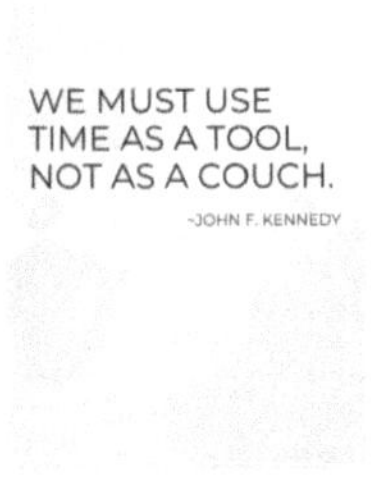

Gestión del tiempo [i21]

Bueno saber

Procrastinación

La procrastinación describe el aplazamiento de tareas, lo que puede llevar a un aumento del estrés y a una disminución del rendimiento. Estrategias contra la procrastinación incluyen, por ejemplo, estructurar tareas en pasos más pequeños, planificación de tiempo realista y crear un ambiente de trabajo positivo. Superar la procrastinación fortalece la autodisciplina y fomenta la sensación de control.

Métodos de Estructuración de Tareas y Resistencia al Estrés

Impacto de diferentes métodos de estructuración de tareas en los niveles de estrés percibidos

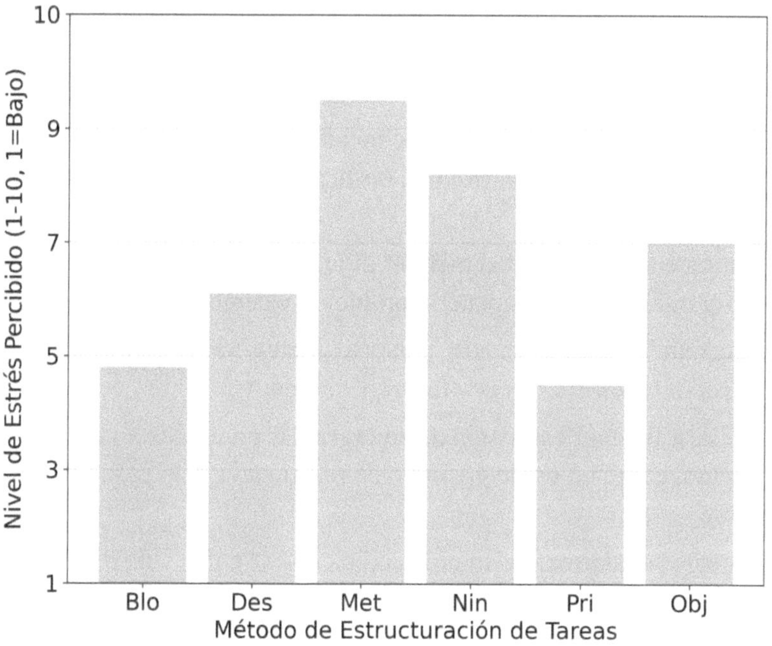

Blo: Bloqueo de Tiempo
Des: Descomposición de Tareas
Met: Ningún Método Específico
Nin: Listado de Tareas
Obj: Establecimiento de Objetivos
Pri: Priorización

El gráfico indica que la 'Priorización' y el 'Bloqueo de tiempo' contribuyen significativamente a reducir los niveles de estrés percibidos en comparación con los enfoques menos estructurados. La 'Descomposición de tareas' también muestra un impacto positivo, aunque menos pronunciado. Curiosamente, si bien el 'Establecimiento de objetivos' es importante, no se correlaciona directamente con la reducción del estrés de la misma manera que los métodos de estructuración activa. Esto sugiere que establecer objetivos es un paso necesario pero insuficiente; la gestión activa de tareas es crucial para la reducción del estrés.

Consejos concretos

- Desarrolle su sistema de alerta temprana personal para el estrés identificando sus señales de estrés individuales, como el rechinar de dientes o las dificultades de concentración.
- Incorpore conscientemente "tiempos de amortiguamiento" en su planificación diaria para mitigar eventos inesperados y reducir la presión.
- Utilice la técnica del "contraste mental": visualice su objetivo deseado y luego considere qué obstáculos podrían surgir y cómo superarlos.
- Entrene su "flexibilidad mental" al jugar conscientemente con diferentes soluciones para un problema y cambiar su perspectiva.
- Cree un "pool de recursos" personal enumerando actividades, lugares y personas que le brinden fuerza y energía.
- Desarrolle una "estrategia de emergencia" para situaciones de estrés agudo, como un breve ejercicio de respiración o un paseo al aire libre.
- Integre regularmente "micro-meditaciones" en su vida diaria, como la respiración consciente en un semáforo en rojo o el lavado de manos consciente.
- Entrene su "autoregulación emocional" al percibir, nombrar y aceptar conscientemente sus emociones, sin dejarse abrumar por ellas.
- Establezca metas y expectativas realistas para evitar la frustración y la sensación de sobrecarga.
- Aprenda a delegar tareas y responsabilidades para enfocar su atención en lo esencial.
- Reflexione regularmente sobre sus estrategias de manejo del estrés y ajústelas a sus necesidades y circunstancias de vida individuales.

2. 2 Entrenamiento mental

El entrenamiento mental abarca técnicas efectivas para la gestión del estrés y el fortalecimiento de la resiliencia mental. Ayuda a enfrentar los desafíos cotidianos con mayor calma y a optimizar el propio rendimiento. Desde el control consciente de los pensamientos hasta la influencia específica de las emociones, el entrenamiento mental ofrece un amplio espectro de herramientas. Los ejercicios de atención plena, los diálogos internos positivos y las técnicas de visualización son solo algunos ejemplos de las diversas posibilidades del entrenamiento mental. Estos métodos fomentan la autoconciencia, mejoran el enfoque y ayudan a manejar eficazmente las situaciones de estrés. Descubra a continuación cómo puede aumentar su resiliencia al estrés y desarrollar su fortaleza interior a través de un entrenamiento mental específico.

El entrenamiento mental regular, como ejercicios de atención plena, diálogos internos positivos y visualización, fortalece la resiliencia mental y ayuda a enfrentar situaciones de estrés con mayor calma.

achtsamkeitsuebungen realizar

Los ejercicios de atención plena fomentan la capacidad de dirigir la atención de manera consciente hacia el momento presente, sin juzgar [s19]. Esto puede involucrar pensamientos, emociones, sensaciones corporales o el entorno. A través de la práctica regular, se aprende a observar pensamientos y emociones sin dejarse abrumar por ellos. Un ejemplo: usted se da cuenta de que está tenso. En lugar de luchar contra esta tensión, simplemente la observa, sin juzgarla. Con el tiempo, así desarrolla más distancia respecto a sus pensamientos y sentimientos. Los ejercicios de atención plena pueden adoptar diversas formas, incluyendo ejercicios de respiración, escaneos corporales, meditación caminando y alimentación consciente [s20]. En el marco de un entrenamiento de resiliencia, la atención plena puede utilizarse de manera específica para evaluar situaciones estresantes de manera más positiva y fomentar emociones positivas [s21]. A través de la mejorada autoconciencia que surge de la atención plena, también se pueden reconocer patrones de comportamiento individuales en situaciones de estrés y desarrollar estrategias de afrontamiento alternativas [s22]. El entrenamiento de atención plena también puede mejorar la recuperación después de eventos estresantes [s21]. La integración de la atención plena en la vida cotidiana puede llevarse a cabo mediante ejercicios cortos y regulares que se integren gradualmente en la rutina diaria [s20]. La atención plena en el contexto laboral, por ejemplo, para el personal de enfermería, puede contribuir a fomentar la fortaleza psicológica al utilizar experiencias personales y profesionales para desarrollar resiliencia [s23]. La conexión entre la atención plena emocional, que es la capacidad de reconocer, expresar y comprender las propias emociones, y la resiliencia es fuerte [s24]. La atención plena emocional puede ser fomentada a través de prácticas como el entrenamiento de atención plena y la autoreflexión [s24]. Por lo tanto, la atención plena puede servir como una herramienta para mejorar la fortaleza mental y la resistencia al estrés.

Bueno saber

Atención plena emocional
La capacidad de percibir, aceptar y comprender conscientemente las propias emociones, sin ser abrumado por ellas. La atención plena emocional contribuye a la resiliencia al ayudar a regular las emociones y responder adecuadamente a situaciones de estrés.

Autoreflexión
La reflexión consciente sobre los propios pensamientos, emociones, comportamientos y motivos. La autoreflexión es una parte importante del entrenamiento mental y fomenta la autoconciencia, que es esencial para el desarrollo de la resiliencia y la fortaleza mental.

Entrenamiento de atención plena
Entrenamiento específico de la atención plena para mejorar la capacidad de estar presente en el momento actual. Incluye diversas técnicas y ejercicios que ayudan a entrenar la autoconciencia y reducir las reacciones al estrés.

Entrenamiento de resiliencia
Un programa estructurado que tiene como objetivo fortalecer la resistencia psicológica. Incluye diversos métodos, entre ellos ejercicios de atención plena, técnicas de relajación y estrategias cognitivas para manejar mejor el estrés y fomentar la fortaleza mental.

Efectividad de la Práctica de Mindfulness

Correlación entre la duración de la práctica de mindfulness y la reducción del estrés percibido.

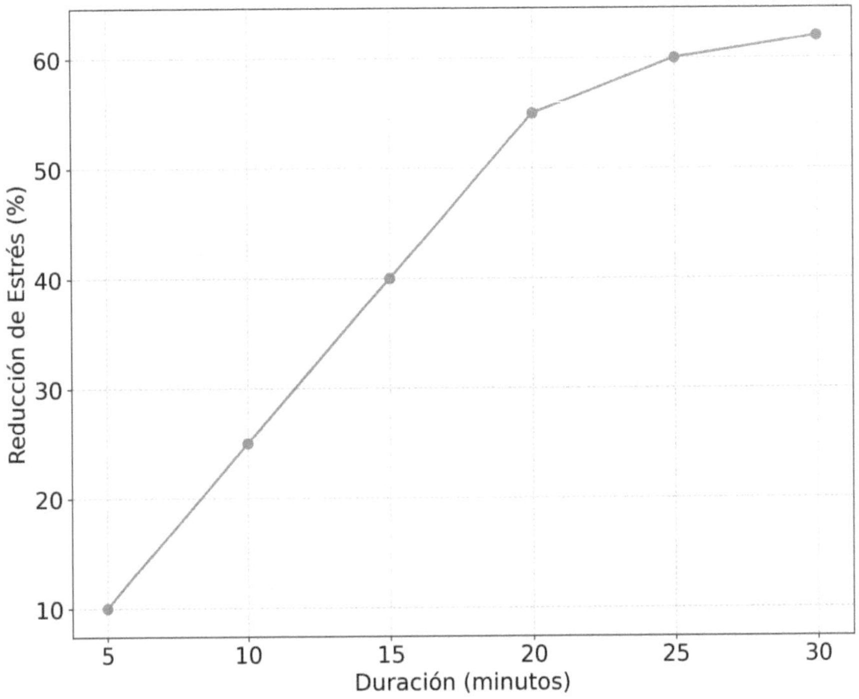

Los datos sugieren una correlación positiva entre la duración de los ejercicios de mindfulness y su efectividad en la reducción del estrés percibido. Si bien las sesiones de práctica cortas ofrecen algún beneficio, se observa un aumento notable en la reducción del estrés con duraciones más largas, alcanzando una meseta después de unos 20 minutos. Esto indica que dedicar más tiempo a la atención plena puede generar mayores beneficios para el manejo del estrés, pero extender la práctica más allá de cierto punto puede no proporcionar una reducción adicional significativa del estrés.

Llevar a cabo diálogos internos positivos

Los diálogos internos positivos influyen en su bienestar y rendimiento. Los diálogos internos constructivos fortalecen la confianza en uno mismo y fomentan una actitud optimista. [s25] En lugar de centrarse en debilidades o posibles fracasos, dirija su atención conscientemente hacia sus fortalezas y éxitos. Enfatice sus habilidades y recuérdese situaciones en las que ha superado desafíos. Esta autoevaluación positiva impacta directamente en su motivación y en su manejo del estrés. Los deportistas que utilizan diálogos internos positivos informan de un aumento en la alegría, un mayor interés en su disciplina y una percepción mejorada de su competencia. [s25] Efectos similares también se pueden observar en otras áreas de la vida. Por ejemplo, antes de una presentación: en lugar de cargarse internamente con dudas ("¡Nunca lo lograré!"), formule sus pensamientos de manera positiva ("Estoy bien preparado y daré lo mejor de mí."). Al controlar conscientemente sus diálogos internos, crea una actitud de expectativa positiva y fortalece su resiliencia mental. Integre diálogos internos positivos en su vida diaria para fomentar su fortaleza interna y enfrentar situaciones de estrés con mayor calma.

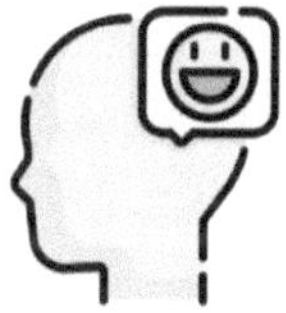

Bueno saber

Actitud de expectativa

La actitud de expectativa en el entrenamiento mental influye en cómo evaluamos y experimentamos eventos futuros. Una actitud de expectativa positiva puede aumentar la motivación y reducir la carga de estrés.

Confianza en uno mismo

La confianza en uno mismo en el contexto del entrenamiento mental describe la seguridad en las propias habilidades para enfrentar desafíos con éxito y alcanzar metas. Es un recurso importante para la resiliencia al estrés y la fortaleza mental.

Resiliencia mental

La resiliencia mental describe la capacidad de manejar el estrés y situaciones difíciles de manera efectiva, sin que se vea afectado el rendimiento o el bienestar. Es un componente central del entrenamiento mental.

Eficacia de las técnicas de diálogo interno

Efectividad de diferentes tipos de diálogo interno

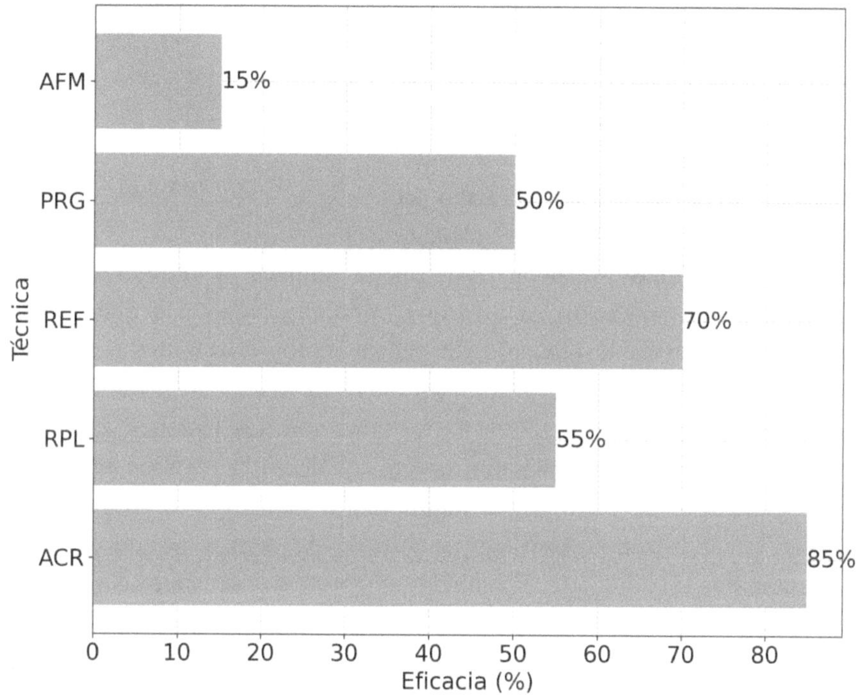

ACR: Autocrítica
PRG: Preguntas
RPL: Resolución de problemas
AFM: Afirmación
REF: Reencuadre

La afirmación muestra la mayor eficacia, seguida de la técnica de reencuadre. Las preguntas y la resolución de problemas muestran una eficacia moderada, mientras que la autocrítica muestra la menor eficacia e incluso puede ser contraproducente.

Utilizar técnicas de visualización

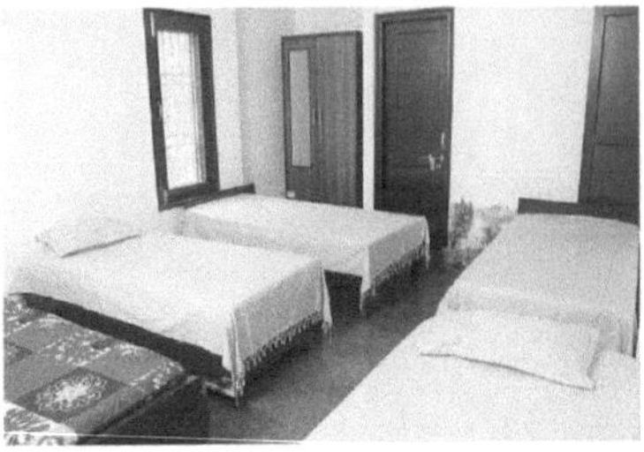

Rehabilitación [i22]

Utilizar técnicas de visualización le permite crear y controlar imágenes internas de manera consciente. Estas pueden ser imágenes de lugares, procesos o incluso de emociones. [s26] A través del uso intencionado de todos los sentidos – ver, oír, oler, saborear, sentir – usted refuerza el efecto de la visualización y alcanza una relajación más profunda. Así, puede relajarse y reducir el estrés mediante la visualización de un lugar tranquilo, como una playa. [s26] Esta técnica desvía la atención de pensamientos estresantes y fomenta la concentración en sensaciones positivas. La visualización también se aplica en el deporte para apoyar la recuperación tras lesiones. [s27] Los deportistas utilizan visualización motora, es decir, la revisión mental de movimientos, para mejorar su rendimiento y facilitar el regreso tras pausas por lesiones. Aquí, la inclusión de varios sentidos puede aumentar la efectividad. Visualizar el proceso de entrenamiento – incluyendo los sonidos del entorno y la sensación del movimiento – puede reducir el estrés que surge de la pausa en el entrenamiento. [s27] En el proceso de rehabilitación, se utilizan planes de visualización adaptados individualmente para fomentar la fortaleza mental. [s27] La visualización no solo ayuda en la recuperación, sino también en la competencia, para mejorar el rendimiento bajo presión. [s28] A través del entrenamiento mental, como la visualización del movimiento óptimo, usted enfoca su atención en estímulos relevantes y estabiliza así su rendimiento. [s28] Al combinar la visualización con otras técnicas mentales, como la atención plena, usted aumenta aún más su capacidad de rendimiento al reducir los

efectos negativos de la nerviosidad. [s28] En el deporte de alto rendimiento, también se utiliza el llamado "Entrenamiento de Ojos Quietos", que promueve el control visual y estabiliza así el rendimiento. Las diversas áreas de aplicación de la visualización demuestran cuán versátil puede ser esta técnica para fomentar la fortaleza mental y manejar el estrés.

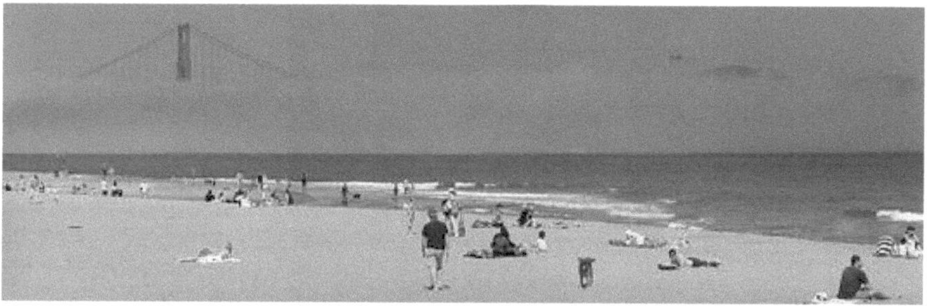

Playa [i23]

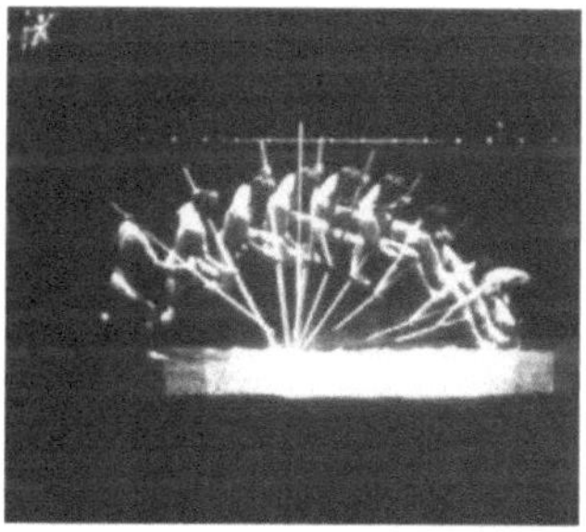

Secuencia de movimientos [i24]

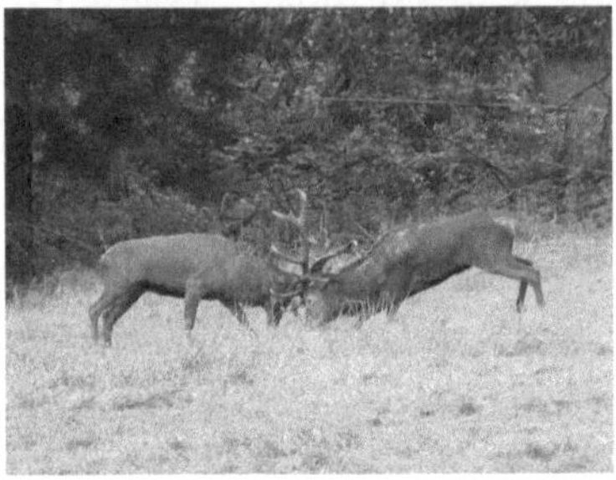

Competición [i25]

Bueno saber

Entrenamiento de Ojos Quietos

El entrenamiento de ojos quietos es un método en el deporte de alto rendimiento que entrena la atención y el control visual. A través de ejercicios específicos, se prolonga la duración de la fijación en estímulos relevantes, lo que conduce a un mejor rendimiento y mayor precisión en la ejecución del movimiento.

Planes de visualización

Los planes de visualización son programas estructurados que se utilizan en el marco del entrenamiento mental, especialmente en el proceso de rehabilitación. Contienen ejercicios de visualización específicos que se adaptan a las necesidades y objetivos individuales para fomentar la fortaleza mental y apoyar el proceso de curación.

Visualización motora

La visualización motora es una forma especial de visualización en la que se revisan mentalmente los movimientos. Esta técnica se utiliza en el deporte para optimizar el rendimiento, mejorar los movimientos y apoyar el proceso de curación tras lesiones. A través de la repetición mental de los movimientos, se fortalecen las conexiones neuronales, lo que puede influir positivamente en la ejecución real.

Técnicas de visualización para el entrenamiento mental

Eficacia, frecuencia de uso y áreas de aplicación de las técnicas de visualización para la resiliencia al estrés.

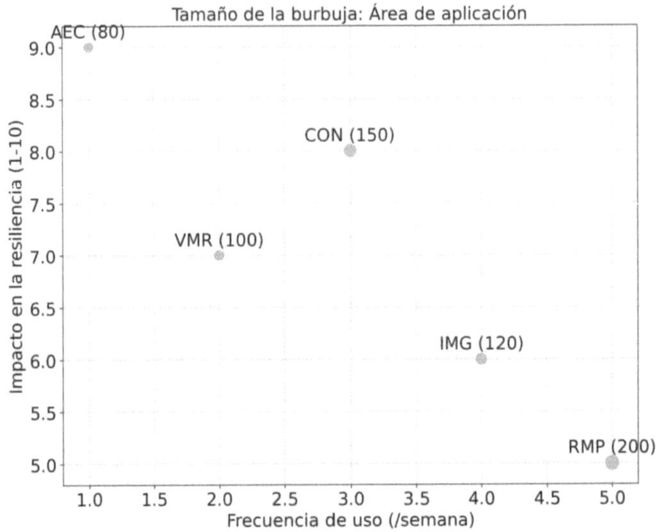

Blasengröße: Área de aplicación

AEC: Ejercicios de autocompasión

CON: Meditación de atención plena

IMG: Imágenes guiadas

RMP: Relajación muscular progresiva

VMR: Visualización para la mejora del rendimiento

El gráfico indica que la meditación de atención plena, aunque se practica con menos frecuencia, demuestra un alto impacto en la reducción del estrés. La relajación muscular progresiva, a pesar de su menor impacto, se utiliza con más frecuencia, lo que sugiere que puede ser más fácil de integrar en las rutinas diarias. La visualización para la mejora del rendimiento, aunque se utiliza con menos frecuencia, también muestra un impacto notable. Esto sugiere que la visualización dirigida puede ser poderosa, incluso si se practica con menos regularidad. En general, los datos destacan la importancia de elegir una técnica que se adapte a las necesidades y al estilo de vida individuales para maximizar la resiliencia al estrés.

Consejos concretos

- Ancla tu imagen de poder personal firmemente en tu conciencia y recógela cuando sea necesario para obtener nueva energía.
- Desarrolla un escenario interno en el que ensayes mentalmente situaciones desafiantes y las domines con éxito.
- Entrena tus pensamientos como un músculo: dirige tu atención de manera consciente hacia patrones de pensamiento positivos.
- Crea un escudo mental que te proteja de influencias negativas y preserve tu calma interior.
- Transforma el estrés en energía positiva al considerarlo como un impulso para el crecimiento y el desarrollo.
- Aprovecha el poder del silencio interior para obtener claridad y recargar tus recursos mentales.
- Programa tu subconsciente para el éxito visualizando regularmente tus objetivos.
- Aumenta tu capacidad de concentración a través de un entrenamiento mental enfocado, como contar respiraciones.
- Fortalece tu intuición escuchando y confiando en tu voz interior.
- Encuentra tu punto de anclaje personal en el aquí y ahora para mantenerte centrado en situaciones estresantes.
- Practica la serenidad mental aceptando lo que no puedes cambiar.

2. 3 Caja de herramientas de resiliencia

Este kit de herramientas de resiliencia le ofrece métodos concretos para un manejo efectivo del estrés. Aprenderá cómo liberar la tensión física y mental y fortalecer su resistencia. El kit aborda diversas estrategias, desde ejercicios de atención plena y técnicas de relajación hasta procesos de regeneración y la optimización de su estilo de vida. Descubra ahora cómo manejar el estrés de manera activa y encontrar su equilibrio interno.

El camino más efectivo hacia la resistencia al estrés y la fortaleza mental pasa por la integración de rutinas de relajación y regeneración adaptadas individualmente en la vida cotidiana.

Métodos de reducción del estrés

La reducción del estrés requiere un enfoque individual, ya que cada persona reacciona de manera diferente a los estresores. La actividad física juega un papel crucial en el manejo del estrés. A través del movimiento se liberan neurotransmitter como la serotonina y la dopamina, que pueden mejorar el estado de ánimo y reducir el estrés [s29]. Un paseo diario al aire libre o la práctica regular de deportes, como correr o nadar, pueden tener un efecto positivo en el nivel de estrés. La integración de la atención plena en la actividad deportiva también puede promover la salud mental [s29]. La atención plena significa concentrarse completamente en el momento presente, sin juzgar. Al correr, esto puede significar dirigir la atención hacia la respiración, los pasos y el entorno, en lugar de pensar en problemas. Además del deporte, existen otros métodos efectivos para reducir el estrés. Técnicas de relajación como la relajación muscular progresiva, el entrenamiento autógeno o la meditación ayudan a liberar la tensión física y mental. En la relajación muscular progresiva, diferentes grupos musculares se tensan y se relajan secuencialmente para alcanzar un estado de profunda relajación. El entrenamiento autógeno, por otro lado, trabaja con sugerencias para inducir calma y relajación. Los ejercicios de respiración también pueden reducir el estrés de manera rápida y efectiva. Respirar profundamente y de manera consciente calma el sistema nervioso y disminuye la frecuencia cardíaca. El yoga y el Tai-Chi combinan el movimiento físico con la atención plena, promoviendo así el manejo del estrés. Las relaciones sociales y los pasatiempos también son importantes para la reducción del estrés. Pasar tiempo con amigos y familiares fortalece la red social y ofrece apoyo emocional. Los pasatiempos proporcionan un equilibrio en la vida diaria y permiten concentrarse en algo positivo. Actividades creativas como pintar, hacer música o escribir pueden ayudar a reducir el estrés y expresar emociones. Leer un buen libro o escuchar música también puede ser relajante. Un estilo de vida saludable también contribuye a la resistencia al estrés. Dormir lo suficiente es esencial para poder regenerarse física y mentalmente. Una dieta equilibrada proporciona al cuerpo los nutrientes necesarios y

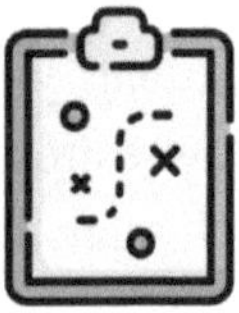

fortalece el sistema inmunológico. Evitar el tabaco y el alcohol, así como un consumo moderado de café, también puede ayudar a reducir el estrés. En el manejo del estrés, es útil identificar los propios desencadenantes de estrés y desarrollar estrategias para evitarlos o manejarlos mejor. La gestión del tiempo y el establecimiento de prioridades pueden ayudar a estructurar la vida diaria y evitar la sobrecarga. Aprenda a decir "no" para no sobrecargarse. Delegue tareas cuando sea posible. Divida las grandes tareas en pasos más pequeños y manejables. Planifique pausas y momentos de descanso para recuperarse y recargar energías. Hacer ejercicio en la naturaleza puede tener efectos positivos en el bienestar mental [s29]. Un paseo por el bosque o una excursión al mar puede ayudar a reducir el estrés y mejorar el estado de ánimo.

Bueno saber

Entrenamiento autógeno

Una técnica de relajación basada en la autosugestión. A través de la repetición de frases formuladas que sugieren calma, calor y pesadez, se influye en el sistema nervioso vegetativo y se alcanza un estado de profunda relajación. Esto fortalece la autorregulación y promueve el manejo del estrés.

Atención plena

La percepción consciente del momento presente sin juicio. La atención plena ayuda a interrumpir ciclos de pensamiento, reducir el estrés y mejorar la autopercepción. Se puede practicar a través de la meditación, el yoga o actividades conscientes en la vida diaria.

Meditación

Una práctica que tiene como objetivo calmar la mente y fomentar la concentración. La meditación puede ayudar a reducir el estrés, desarrollar estabilidad emocional y mejorar la autopercepción. Existen diferentes formas de meditación, como la meditación de atención plena o la meditación caminando.

Relajación muscular progresiva

Una técnica de relajación en la que diferentes grupos musculares se tensan y relajan secuencialmente para liberar la tensión física y mental, aumentando así la resistencia al estrés. A través de la tensión y relajación consciente, se entrena la percepción corporal y se alcanza un estado de profunda relajación.

Métodos de reducción del estrés

Distribución de técnicas efectivas de reducción del estrés.

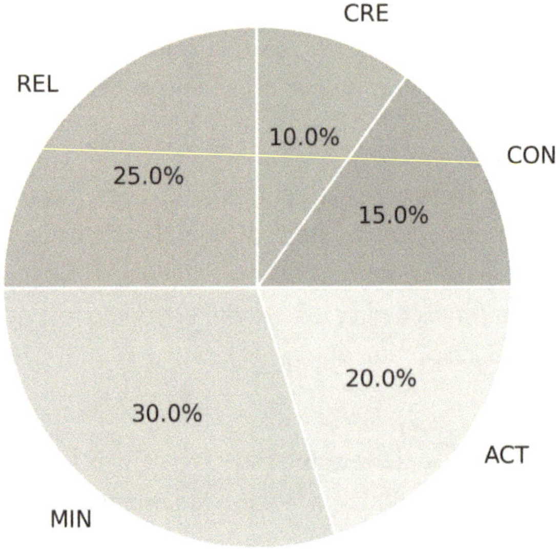

ACT: Actividad física (ej. ejercicio, yoga)
CRE: Reencuadre cognitivo y pensamiento positivo
REL: Técnicas de relajación (ej. ejercicios de respiración)
CON: Conexión social y apoyo
MIN: Atención plena y meditación

El gráfico destaca la importancia de un enfoque diverso para el manejo del estrés. Si bien las técnicas de atención plena y relajación forman una parte importante, la actividad física y la conexión social juegan un papel vital. El reencuadre cognitivo, aunque menor, sugiere la importancia de abordar los patrones de pensamiento en el manejo del estrés. Es probable que un enfoque equilibrado que utilice una combinación de estos métodos sea más eficaz para desarrollar la resiliencia.

Rutinas de relajación

Las rutinas de relajación son un componente importante para la resistencia al estrés y el bienestar mental. Ofrecen la oportunidad de contrarrestar activamente el estrés cotidiano y restaurar el equilibrio interno. No se trata solo de relajación puntual, sino de integrar prácticas regulares en la vida diaria. Diferentes métodos, como los ejercicios de achtsamkeit, meditación, yoga o también autogenes_training, ayudan a liberar la tensión física y mental [s30]. La atención plena en la vida diaria se puede practicar a través de la respiración consciente, la alimentación consciente o la percepción intensa del entorno [s31]. Un paseo consciente en la naturaleza, donde la atención se centra completamente en el entorno y en los propios pasos, puede ayudar a despejar la mente y recargar energías. La efectividad de las rutinas de relajación depende en gran medida de su regularidad y de la selección individual del método. Los ejercicios de respiración profunda, que evitan la respiración rápida y se practican durante al menos cinco minutos, pueden reducir el estrés de manera comprobada [s32]. También la combinación de diferentes métodos, como yoga y meditación, puede tener un efecto sinérgico y potenciar los efectos positivos [s30]. Es importante encontrar el método que se ajuste a las necesidades y preferencias personales y que se integre bien en la vida diaria. Un momento fijo y un entorno tranquilo pueden facilitar la realización de las sesiones de relajación. A largo plazo, las rutinas de relajación no solo pueden reducir el estrés, sino también fortalecer la resiliencia, es decir, la capacidad de resistencia psicológica [s30]. Fomentan la habilidad de enfrentar desafíos de manera constructiva y recuperarse más rápidamente. A través de la práctica regular, aprendemos a regular mejor nuestros pensamientos y emociones y a reaccionar con mayor calma ante los estresores. Por lo tanto, las rutinas de relajación son una herramienta valiosa para promover la salud mental y aumentar el bienestar general. Contribuyen a encontrar la paz interior y a enfrentar

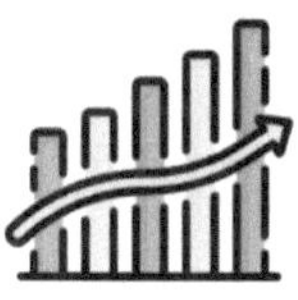

los desafíos de la vida con más serenidad. Por ello, integre regularmente sesiones de relajación en su vida diaria y experimente los efectos positivos en su cuerpo y mente.

Distribución Diaria de la Rutina de Relajación

Distribución del tiempo entre las técnicas de relajación.

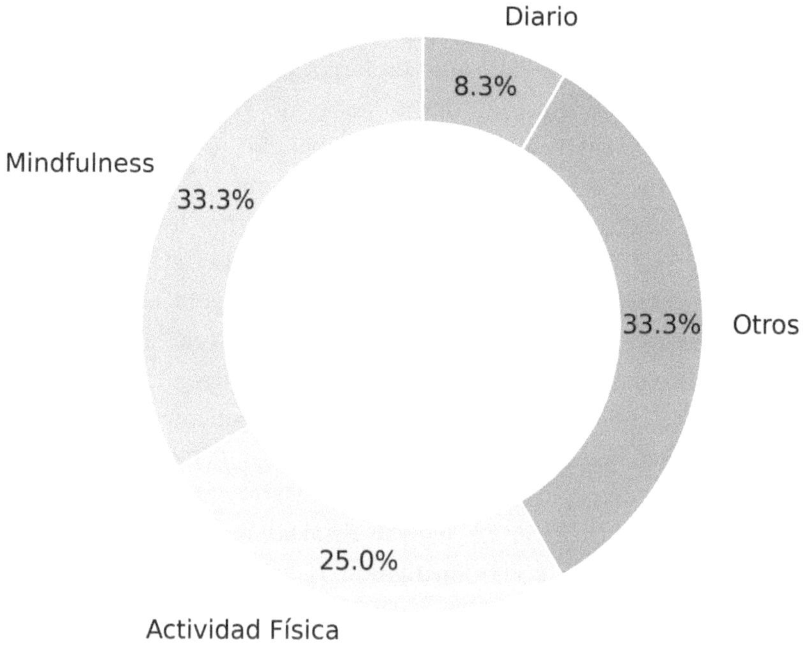

ACF: Actividad Física (Yoga, Caminar)
MIN: Mindfulness (Meditación, Respiración)
DIA: Diario/Reflexión
OTR: Otros

La visualización destaca que las prácticas de mindfulness ocupan una parte significativa de la rutina diaria de relajación, lo que sugiere un enfoque en la conciencia del momento presente y la reducción del estrés a través de la meditación y la respiración enfocada. La actividad física complementa esto, probablemente contribuyendo al alivio del estrés a través del ejercicio y el movimiento. Escribir un diario, aunque es una parte más pequeña de la rutina, probablemente juega un papel en el procesamiento emocional y la reflexión. El tiempo restante dedicado a 'Otros' podría abarcar una variedad de actividades, que potencialmente incluyen pasar tiempo en la naturaleza, escuchar música o participar en pasatiempos, diversificando aún más el enfoque de relajación.

Técnicas de regeneración

La regeneración abarca estrategias y medidas que restablecen el equilibrio del cuerpo y la mente después de períodos de estrés. Es indispensable para mantener la capacidad de rendimiento y la salud a largo plazo. Diferentes métodos sirven para la recuperación, desde fases de descanso pasivo hasta procesos de regeneración activa. El sueño es un componente fundamental de la regeneración, en el que el cuerpo realiza reparaciones celulares y almacena nueva energía. Por lo tanto, un sueño adecuado y de alta calidad es esencial para el bienestar. La regeneración activa, por otro lado, implica una ligera actividad física, como paseos o estiramientos suaves, que promueven la circulación y ayudan a eliminar productos de desecho metabólico. La alimentación también juega un papel importante en la regeneración. Un aporte equilibrado de nutrientes con vitaminas, minerales y proteínas proporciona al cuerpo los componentes necesarios para los procesos de reparación y la formación de nuevas células. La interacción social y técnicas de relajación, como meditation o autogenes_training, pueden contribuir a la regeneración al reducir el estrés y fomentar el equilibrio emocional. Los deportes en equipo ofrecen, más allá del aspecto deportivo, la oportunidad de establecer contactos sociales y fortalecer el sentido de comunidad, lo que tiene un efecto positivo en el bienestar psicológico [s33]. Para optimizar la regeneración, es importante tener en cuenta las necesidades individuales y las reacciones del cuerpo. Un trato consciente con uno mismo ayuda a encontrar y aplicar de manera efectiva los métodos de regeneración adecuados. Al integrar técnicas de regeneración en la vida cotidiana, se puede aumentar la resiliencia frente a los estresores y crear la base para una salud y rendimiento a largo plazo. Así, también en el deporte de alto rendimiento, las estrategias psicológicas pueden optimizar aún más el rendimiento deportivo [s33].

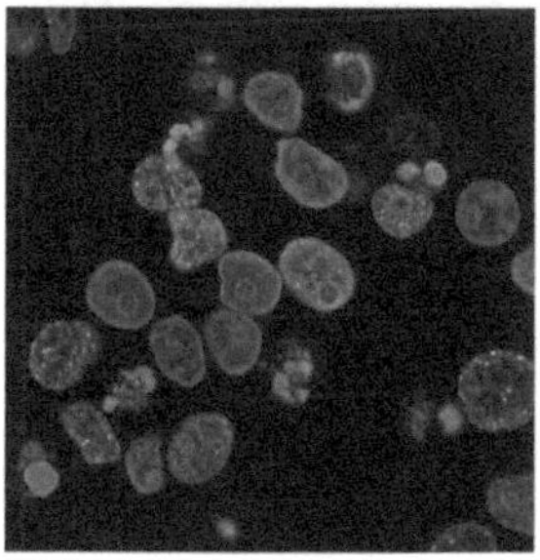

Célula [i26]

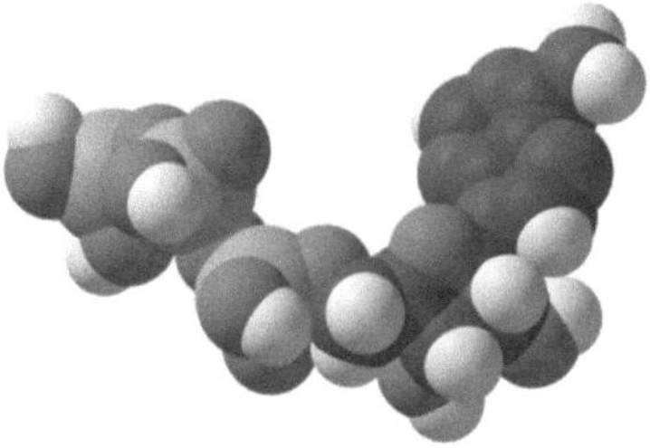

Metabolismo [i27]

Efectividad de las Técnicas de Regeneración

Comparación de métodos de reducción de estrés

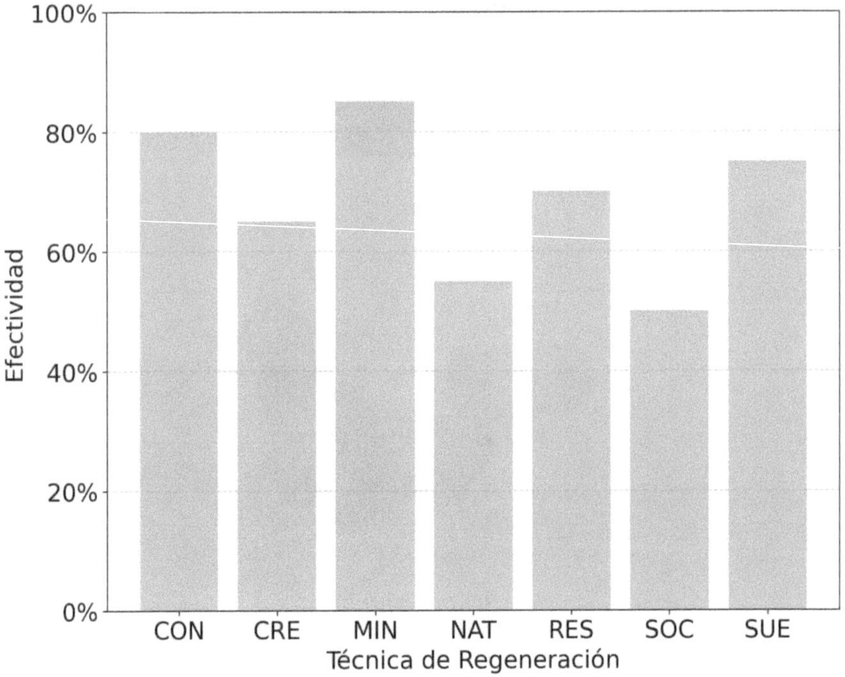

CON: Respiración Profunda

CRE: Expresión Creativa

MIN: Conciencia Plena

NAT: Conexión con la Naturaleza

RES: Actividad Física

SOC: Interacción Social

SUE: Sueño

La atención plena y los ejercicios de respiración profunda muestran la mayor efectividad para promover la relajación y reducir los niveles de estrés. Si bien la actividad física y la expresión creativa también son beneficiosas, su impacto es un poco menos pronunciado. Conectarse con la naturaleza y pasar tiempo en entornos sociales demuestran una efectividad moderada. Estos hallazgos sugieren que incorporar técnicas de atención plena y respiración en una rutina de manejo del estrés puede generar beneficios significativos.

Consejos concretos

- Construya su caja de herramientas personal de resiliencia probando diferentes técnicas de manejo del estrés y eligiendo las más efectivas para usted.
- Lleve un "diario de resiliencia" en el que registre las estrategias que ha aplicado con éxito, experiencias positivas y recursos personales.
- Desarrolle un "ritual de resiliencia" individual que practique a diario para fortalecer su resistencia, como una breve meditación o un ejercicio de respiración.
- Visualice su caja de herramientas de resiliencia como un cofre del tesoro lleno de herramientas útiles que puede utilizar en cualquier momento.
- Cree un "oasis de resiliencia" mental, un lugar en su imaginación al que pueda retirarse en momentos de estrés y recargar energías.
- Asocie cada herramienta en su caja de herramientas de resiliencia con un símbolo o una palabra clave para poder recuperarla rápidamente en caso de necesidad.
- Comparta su caja de herramientas de resiliencia con otros y intercambie ideas sobre métodos efectivos de manejo del estrés.
- Revise y amplíe su caja de herramientas de resiliencia regularmente, aprendiendo y probando nuevas técnicas.
- Integre la aplicación de su caja de herramientas de resiliencia en su vida diaria, prestando atención consciente a las señales de estrés y actuando de manera proactiva.
- Reflexione regularmente sobre la efectividad de sus herramientas de resiliencia y ajústelas según sea necesario a sus necesidades.

Revisión - 2. Herramientas para el manejo del estrés

El manejo del estrés no es un evento único, sino un proceso continuo que le ayuda a enfrentar los desafíos del día a día con mayor calma. Las diversas herramientas de manejo del estrés se interrelacionan y se complementan para fomentar su fortaleza mental y resiliencia. Un aspecto importante es la estructuración de su rutina diaria. En lugar de sentirse abrumado por una interminable lista de tareas, aprenderá a establecer prioridades. Por ejemplo, utilice la matriz de Eisenhower para categorizar las tareas según su urgencia e importancia. Concéntrese primero en las tareas importantes y urgentes. Las tareas importantes pero no urgentes, como la planificación de proyectos futuros o el mantenimiento de relaciones sociales, deben ser programadas. Las tareas urgentes pero no importantes pueden ser delegadas, si es posible. Las tareas no importantes y no urgentes deben ser eliminadas de manera consistente. Además, puede descomponer sus tareas en pasos más pequeños y manejables. Esto reduce la sensación de agobio y le proporciona una sensación de control y progreso. Piense en un maratonista que planifica su entrenamiento en etapas. También usted puede dividir grandes tareas en unidades más pequeñas, aumentando así su motivación y resistencia.

Además de estructurar su rutina diaria, los ejercicios de atención plena juegan un papel central en el manejo del estrés. La atención plena significa dirigir su atención de manera consciente al momento presente, sin juzgar. Integre breves ejercicios de atención plena en su día a día, como la respiración consciente o una caminata atenta. Observe sus pensamientos y sentimientos sin perderse en ellos. Con el tiempo, desarrollará más distancia respecto a sus emociones y fortalecerá su capacidad de autorregulación. Los diálogos internos positivos son otra herramienta eficaz. En lugar de cargar con pensamientos negativos, concéntrese en sus fortalezas y logros. Formule sus pensamientos de manera positiva y anímese a sí mismo. Las técnicas de visualización también pueden ayudarle a reducir el estrés y fomentar su fortaleza mental. Por ejemplo, imagine un lugar donde se sienta cómodo y relajado. Utilice todos sus sentidos para hacer que la imagen interna sea lo más realista posible.

Además, debe integrar diversas técnicas de relajación en su rutina. Relajación muscular progresiva, entrenamiento autógeno, meditación o yoga: encuentre el método que mejor se adapte a usted y que pueda practicar regularmente. La actividad física también es un factor importante en el manejo del estrés. Hacer ejercicio regularmente reduce las hormonas del estrés y libera hormonas de la felicidad. Encuentre un deporte que disfrute e intégralo firmemente en su plan semanal. Además, preste atención a una dieta equilibrada, un sueño adecuado y mantenga sus relaciones sociales. Todos estos factores contribuyen a su salud mental y física y fortalecen su resiliencia frente al estrés. Sea consciente de que implementar estas técnicas requiere tiempo y práctica. No se desanime si no funciona de inmediato y experimente con diferentes métodos hasta encontrar la combinación adecuada para usted.

Los desafíos en la implementación de estrategias de manejo del estrés son diversos e individuales. La falta de tiempo, la falta de motivación o las dificultades para establecer nuevos hábitos son obstáculos comunes. Comience poco a poco y establezca metas realistas. Integre las nuevas rutinas gradualmente en su vida diaria y recompénsese por sus logros. Reflexione regularmente sobre sus progresos y ajuste sus estrategias si es necesario. El manejo del estrés es un proceso individual, no hay un enfoque universal. Encuentre las herramientas que mejor se adapten a usted y desarrolle su estrategia personal para manejar el estrés de manera efectiva y fomentar su fortaleza mental. Verá que la inversión en su bienestar vale la pena y le ayuda a llevar una vida más plena y tranquila.

3. Resistencia emocional

¿Por qué algunas personas permanecen sorprendentemente serenas incluso en tiempos de crisis, mientras que otras se desmoronan ante pequeños contratiempos? La capacidad de manejar emociones difíciles no se desarrolla por sí sola, pero se puede construir de manera sistemática. Al igual que un músculo, nuestra fortaleza emocional crece a través de un entrenamiento regular y desafíos específicos. La psicología moderna ofrece métodos probados que cualquiera puede aplicar en su vida diaria. En este capítulo, descubrirá las herramientas más importantes para lograr una mayor estabilidad interna y aprenderá cómo mantenerla incluso bajo presión.

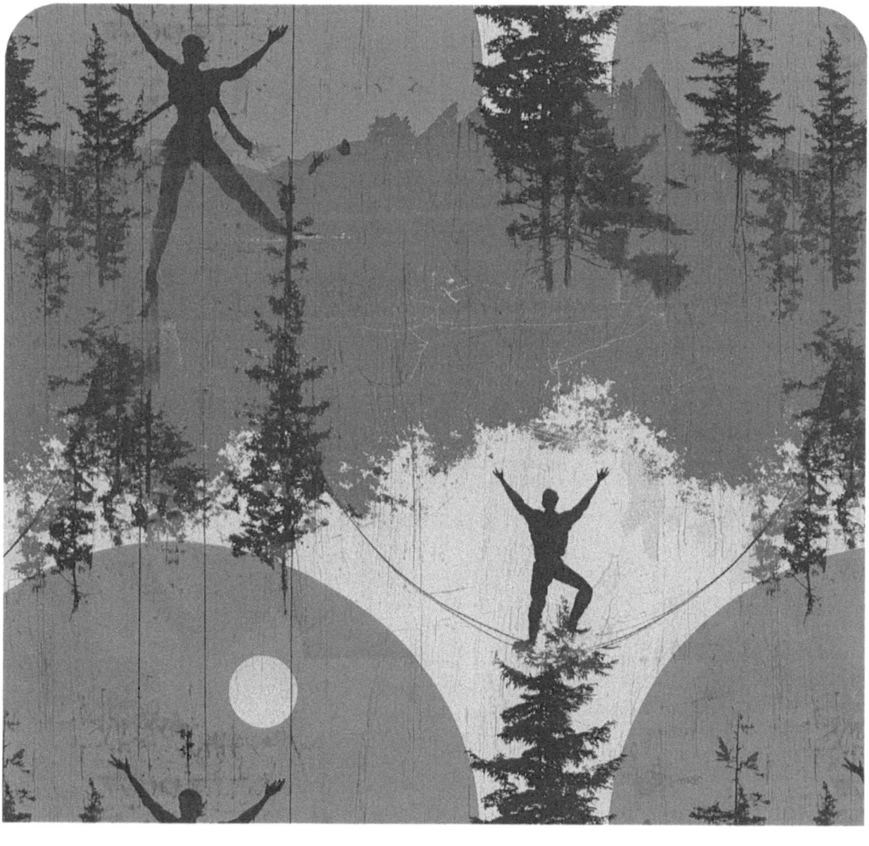

3. 1 Fortalecer la autoestima

Un autoestima estable es esencial para la resiliencia emocional y el manejo del estrés. Influye en cómo enfrentamos los desafíos, cómo lidiamos con los contratiempos y cómo experimentamos nuestro bienestar personal. Este capítulo destaca la importancia de una autoestima saludable para la resistencia al estrés y muestra qué factores la influyen. Tanto en el contexto laboral como en el personal, una autoestima deficiente puede llevar a problemas que van desde la pérdida de motivación hasta el estrés crónico. Por lo tanto, fortalecer conscientemente la autoestima es una inversión en la propia salud mental y capacidad de rendimiento. Descubra a continuación cómo puede fortalecer su autoestima de manera sostenible y mejorar su resistencia al estrés.

> *La autoestima no es un objetivo, sino un proceso de autorreflexión continua y autoformación positiva, que se nutre de la autoaceptación, la valoración de los logros y la autocompasión.*

Reconocer los éxitos

Reconocer los éxitos no es un acto superficial de autoalabanza, sino un componente importante para un autoestima estable y, por lo tanto, para una mayor stressresistenz. Al percibir y reconocer conscientemente los éxitos, se consolida la sensación de competencia y se construye una imagen positiva de uno mismo. Esto no solo afecta el estado de ánimo, sino que también fortalece la motivación para futuras tareas. Las experiencias de éxito, ya sea en el trabajo o en la vida privada, proporcionan evidencia de las propias habilidades y refuerzan la confianza en la capacidad de acción [s34]. En lugar de desestimar los éxitos como algo natural, uno debería detenerse y permitir las emociones positivas asociadas. Estas emociones positivas actúan como un amortiguador contra el estrés y fomentan la resiliencia psicológica [s35]. Al igual que las personas resilientes utilizan emociones positivas para recuperarse de experiencias negativas, cada individuo puede mejorar su regulación emocional mediante el reconocimiento consciente de los éxitos. Un diario en el que se registren regularmente los éxitos, ya sea alcanzar un objetivo deportivo o dominar una tarea difícil en el trabajo, puede ayudar a enfocar la atención en experiencias positivas y anclarlas de manera sostenible en la memoria. El ejercicio regular también puede tener efectos positivos en la autoestima y el estado de ánimo, comparable a la experiencia de éxitos en el deporte [s36] [s37]. La actividad física activa procesos positivos en el cuerpo que conducen a una mejora del estado de ánimo y un aumento de los niveles de energía. Por ejemplo, correr regularmente no solo puede mejorar la condición física, sino también fortalecer la autoestima y aumentar la resistencia al estrés al establecer pequeños objetivos realistas y reconocer conscientemente su logro. Por lo tanto, una autoestima fuerte, alimentada por el reconocimiento de los éxitos, forma una base sólida para la fortaleza mental y ayuda a enfrentar los desafíos cotidianos con mayor calma.

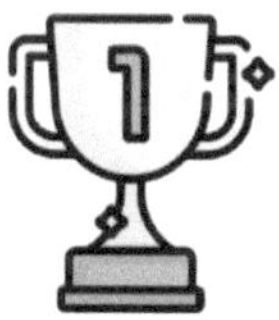

Diario [i28]

Bueno saber

Regulación emocional

La capacidad de percibir, entender y gestionar las emociones de manera consciente. Una buena regulación emocional permite responder adecuadamente a los desafíos emocionales y mantener la estabilidad emocional.

Experiencias de éxito y autoestima

Impacto de los éxitos en la autoestima

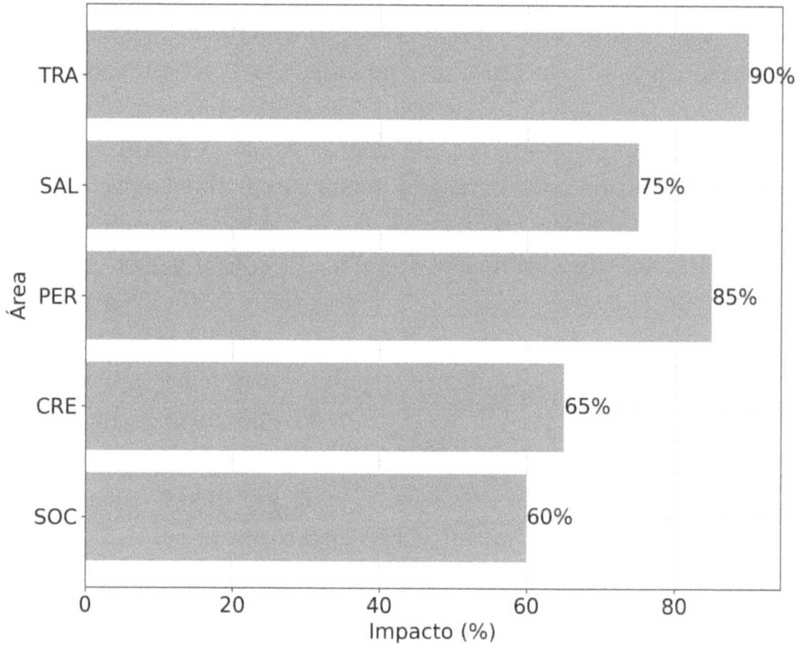

CRE: Creatividad

SAL: Salud

TRA: Trabajo/Estudios

PER: Personal

SOC: Social

El gráfico de barras ilustra la influencia positiva de diversas experiencias de éxito en la autoestima. Los éxitos en el ámbito social y en los desafíos personales contribuyen en gran medida al fortalecimiento de la autoestima. Los éxitos en el trabajo o los estudios son menos importantes, pero siguen siendo relevantes. Esto subraya la importancia de una visión holística de las experiencias de éxito para la resistencia al estrés y la fortaleza mental.

Fomentar la autoaceptación

La autoaceptación significa aceptarse con fortalezas y debilidades, sin una autoevaluación constante. Está estrechamente relacionada con la autoestima y afecta significativamente el bienestar psicológico [s38] [s39]. En lugar de compararse con otros y medirse con ideales poco realistas, concéntrese en sus características individuales. Practique observar sus pensamientos y sentimientos sin juicio, como a través de achtsamkeitsuebungen o llevar un diario. Anote regularmente lo que aprecia de sí mismo, desde rasgos personales como la paciencia o el humor hasta habilidades concretas. Este compromiso consciente con los aspectos positivos de uno mismo fortalece la conexión con uno mismo y fomenta un concepto positivo de uno mismo [s39]. Una autoestima estable, a su vez, actúa como un factor protector para la salud mental [s40] y ayuda a manejar mejor las situaciones de estrés. La aceptación de uno mismo, incluidos los supuestos defectos, permite concentrarse en los propios recursos y vivir de manera más auténtica. Así como un apego seguro en la infancia sienta las bases para un concepto positivo de uno mismo en la adultez [s41], el cuidado consciente de la autoaceptación a lo largo de la vida puede contribuir a fortalecer la resiliencia psicológica y mejorar la calidad de vida.

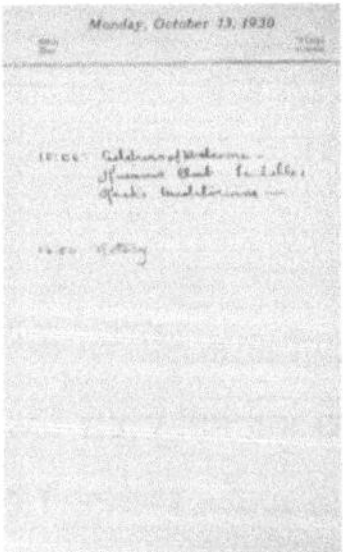

Llevar un diario [i29]

Bueno saber

Concepto de uno mismo

El concepto de uno mismo abarca el conjunto de suposiciones y creencias que una persona tiene sobre sí misma. Un concepto positivo de uno mismo es importante para la fortaleza mental y la autoestima, ya que forma la base para la confianza en uno mismo y la autoeficacia, facilitando el manejo del estrés.

Conexión con uno mismo

La conexión con uno mismo describe el estado de estar conectado con uno mismo, con las propias necesidades y valores. Una fuerte conexión con uno mismo fomenta la autoestima y la estabilidad emocional, lo que aumenta la resiliencia frente al estrés.

Autoaceptación

La autoaceptación es la base para una autoestima saludable y ayuda a manejar las situaciones de estrés con mayor calma. Permite reconocer las propias fortalezas y debilidades y tratarse a uno mismo con aprecio, lo que fortalece la resiliencia ante los desafíos.

Desarrollo de la autoaceptación y la autoestima

Crecimiento de la autoaceptación y la autoestima a lo largo del tiempo, lo que contribuye a la resistencia al estrés.

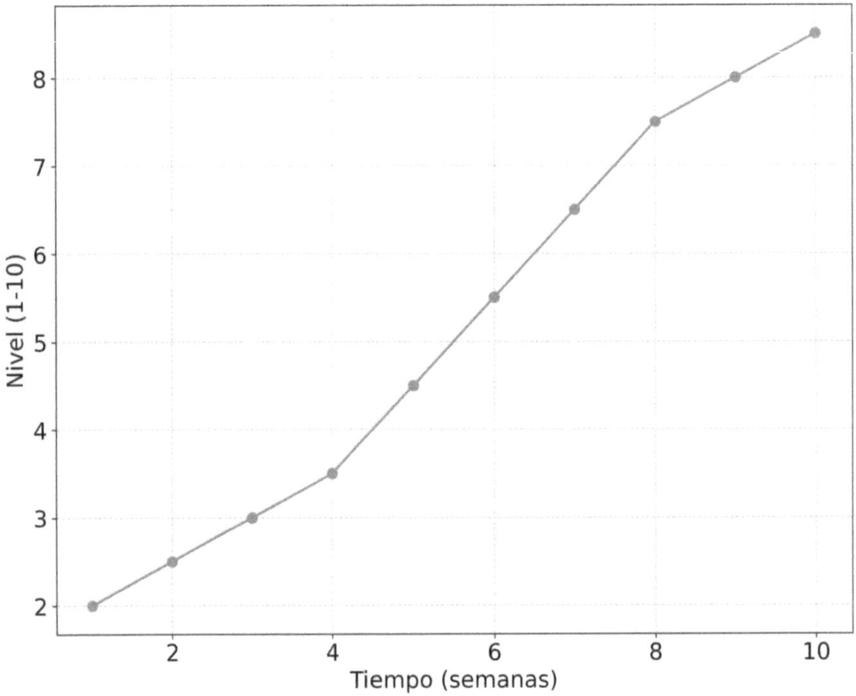

El gráfico ilustra una correlación positiva entre el tiempo invertido en prácticas de autoaceptación y un aumento tanto en la autoaceptación como en la autoestima. El progreso inicial puede parecer lento, pero el esfuerzo constante conduce a ganancias significativas en las etapas posteriores. Esto sugiere que desarrollar la resiliencia y la fuerza mental requiere un compromiso continuo con las prácticas de autodesarrollo.

Desarrollar una autopercepción positiva

Cultivar una autopercepción positiva significa cambiar conscientemente la perspectiva sobre uno mismo y hacerla más benevolente. En lugar de centrarse en supuestas debilidades, se destacan las propias fortalezas y cualidades positivas. La autocompasión juega un papel crucial: se trata de tratarse a uno mismo en momentos difíciles con la misma amabilidad y comprensión que se ofrecería a un buen amigo [s42]. Este proceso de autocuidado apoya la sanación de heridas emocionales y fortalece la resiliencia. Un ejercicio para desarrollar la autocompasión es la autorreflexión consciente. En este proceso, se cuestionan las autoevaluaciones críticas y se reemplazan por pensamientos positivos y de apoyo. Por ejemplo, el pensamiento "No soy lo suficientemente bueno" podría ser reemplazado por "Hago lo mejor que puedo y siempre estoy aprendiendo". Este tipo de autocomunicación positiva tiene un impacto duradero en la autopercepción [s43]. Además de la autorreflexión, la creación consciente de un entorno social positivo también contribuye a una autopercepción positiva. Rodearse de personas que ofrecen apoyo y aliento fortalece la autoestima y tiene un efecto positivo en la salud mental [s44] [s43]. Así, una red social de apoyo puede servir como un amortiguador contra las presiones psicológicas y promover el bienestar general. La autoaceptación, la autocompasión y un entorno social positivo son factores importantes para una autopercepción saludable y contribuyen significativamente a la fortaleza mental. A través del cultivo consciente de la autocompasión y la creación activa de un entorno positivo, se puede mejorar de manera sostenible la autopercepción y fortalecer la resiliencia psicológica. Es un proceso continuo que requiere atención y práctica, pero que a largo plazo conduce a un mayor bienestar y fortaleza mental. La autopercepción positiva no solo afecta el estado de ánimo propio, sino que también influye en la interacción con los demás y en la gestión de los desafíos cotidianos. Una fuerte autoestima, alimentada por la autoaceptación y la autocomunicación positiva, forma una base sólida para la fortaleza mental y ayuda a enfrentar los desafíos diarios con mayor calma. Al aprender a tratarse a uno mismo con aprecio y comprensión, se establece la base para una vida plena y resiliente. La percepción consciente de las propias fortalezas y logros, combinada con la aceptación de debilidades, permite aprovechar al máximo el propio potencial y llevar una vida auténtica. La autopercepción positiva, por lo tanto, no es un estado estático, sino un proceso dinámico que puede ser fomentado a través de la autorreflexión continua y la autocomunicación positiva. Este proceso de desarrollo personal no solo contribuye a fortalecer la autoestima, sino que también tiene un efecto positivo en la salud mental y la calidad de vida en general. Al aprender a verse a uno mismo como una persona valiosa, independientemente de las circunstancias externas o los logros, se crea la base para una imagen propia estable y positiva. Esta imagen positiva, a su vez, fortalece la resiliencia y permite enfrentar los desafíos de la vida con confianza y serenidad. El desarrollo de una autopercepción positiva es un proceso continuo que requiere atención, autorreflexión y la creación consciente de un entorno social. A través de la integración de la autocompasión y la autocomunicación positiva, se puede mejorar de manera sostenible la autopercepción y fortalecer la resiliencia psicológica. Este proceso de desarrollo personal no solo contribuye a fortalecer la autoestima, sino que también tiene un efecto positivo en la salud mental y la calidad de vida en general. Al aprender a verse a uno mismo como una persona valiosa, independientemente de las circunstancias externas o los logros, se crea la base para una imagen propia estable y positiva. Esta imagen positiva, a su vez, fortalece la resiliencia y permite enfrentar los desafíos de la vida con confianza y serenidad.

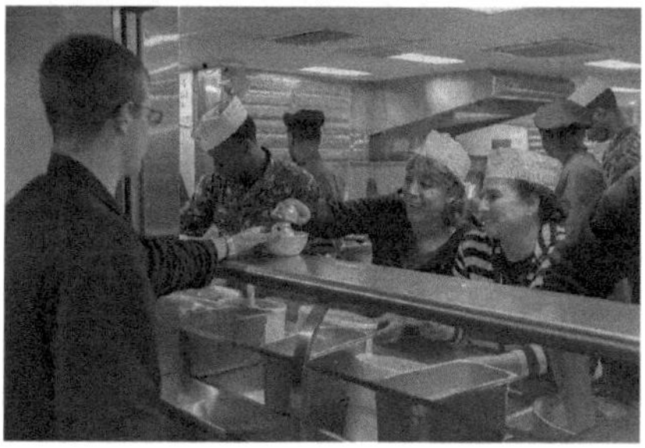

Red social [i30]

Bueno saber

Autoaceptación

La autoaceptación significa aceptarse a uno mismo con todas sus fortalezas y debilidades. Es una base importante para una imagen propia positiva y el bienestar psicológico.

Autocomunicación

La autocomunicación se refiere al diálogo interno que mantenemos con nosotros mismos. La autocomunicación positiva puede fortalecer la autoestima y fomentar la motivación.

Autocompasión

La autocompasión significa tratarse a uno mismo con amabilidad y comprensión, especialmente en tiempos difíciles. Implica ofrecerse el mismo apoyo y aceptación que se le daría a un amigo.

Autopercepción y Resiliencia

Correlación entre autoestima, resiliencia al estrés y autoeficacia.

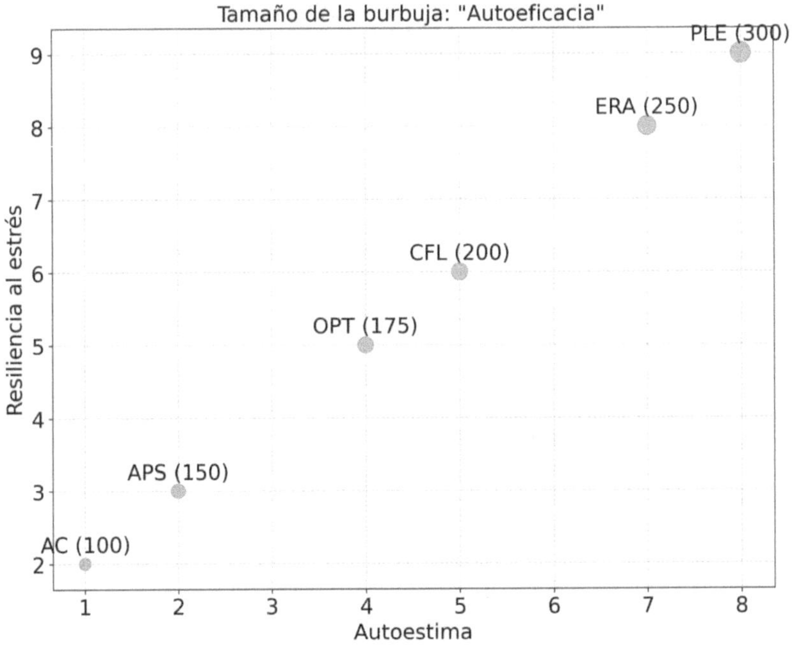

Blasengröße: Autoeficacia

AC: Autocompasión

APS: Apoyo Social

CFL: Flexibilidad Cognitiva

ERA: Regulación Emocional

OPT: Optimismo

PLE: Plenitud Mental

El gráfico indica una correlación positiva entre la autoestima y la resiliencia al estrés. Las personas con mayor autoestima también demuestran una mayor resiliencia al estrés. Además, un fuerte sentido de autoeficacia contribuye positivamente tanto a la autoestima como a la resiliencia. Aquellos que creen en su capacidad para manejar los desafíos tienden a tener una mayor autoestima y a afrontar mejor el estrés.

3. 2 Superar los miedos

Los miedos afectan nuestro bienestar y nuestra capacidad de acción. Surgen en diversas situaciones y requieren estrategias de afrontamiento individuales. Esta sección ilumina la relación entre el miedo, la resiliencia emocional y el manejo del estrés. Descubra cómo gestionar eficazmente los miedos y fortalecer su fortaleza mental.

> *Las ansiedades se pueden manejar mejor al concentrarse en los sentimientos positivos asociados con el cambio deseado, en lugar de en las emociones negativas que provocan el miedo.*

Iniciar cambios de comportamiento

Los cambios de comportamiento son procesos que requieren tiempo y acción consciente. Las personas resilientes utilizan emociones positivas para recuperarse de experiencias emocionales negativas y encontrar significados positivos en situaciones estresantes [s45]. Este mecanismo puede servir como base para los cambios de comportamiento. En lugar de centrarse en las emociones negativas asociadas con la situación actual, concéntrese en los sentimientos positivos relacionados con el cambio de comportamiento deseado. Si desea, entre otras cosas, cambiar su dieta, no se enfoque en renunciar a ciertos alimentos, sino en el bienestar mejorado y la mayor energía que una alimentación saludable puede aportar. Las emociones positivas contribuyen a la regulación emocional eficiente, lo que lleva a una recuperación más rápida de las excitaciones emocionales negativas [s45]. También en el manejo del miedo, las emociones positivas pueden ser útiles. Los principios CARE – opciones, agenda, resiliencia, emociones – ofrecen un marco para diseñar cambios de comportamiento, especialmente en situaciones desafiantes [s46]. El principio de *opciones* enfatiza la importancia de la autonomía. Incluso en situaciones con libertad de acción limitada, pequeñas decisiones pueden fomentar el control y la autoeficacia. Así, puede decidir, entre otras cosas, cuándo y dónde comenzar una nueva tarea, o qué aspectos abordar primero. La *agenda* proporciona estructura y transparencia. Cuando el proceso de un cambio de comportamiento es claro, esto reduce la incertidumbre y fomenta el compromiso. Elabore, entre otras cosas, un plan con objetivos realistas y metas intermedias. El principio de *resiliencia* se centra en las fortalezas y recursos que tiene a su disposición. Identifique éxitos anteriores y utilícelos como motivación para el desafío actual. El principio de *emociones* valora el reconocimiento y la expresión de sentimientos. Acepte las emociones negativas como parte del proceso, sin dejarse abrumar por ellas. La actividad física influye en la salud mental y puede servir como herramienta para los cambios de comportamiento [s47]. El deporte mejora el estado de ánimo, reduce el estrés y promueve la regulación emocional. La liberación de neurotransmittern como la serotonina y la dopamina contribuye a ello [s47]. Integre el ejercicio regular en su vida diaria. Comience con pequeños pasos, como una caminata corta o una breve sesión de yoga, y aumente gradualmente la intensidad y la duración. La dimensión social del deporte también puede ser útil. Practique deportes en grupo para establecer contactos sociales y recibir apoyo. El estrés puede tener un impacto negativo en la actividad física, lo que lleva a menos movimiento [s48]. Por lo tanto, el manejo del estrés es un aspecto importante al iniciar cambios de comportamiento. Desarrolle estrategias para lidiar con el estrés, como técnicas de relajación, achtsamkeit o métodos de gestión del tiempo. La integración de la atención plena en el proceso de cambio de comportamiento puede mejorar la autoconciencia y ayudar a reconocer reacciones automáticas y patrones de comportamiento desfavorables. La atención plena apoya la decisión consciente de adoptar nuevos comportamientos positivos. La combinación de actividad física con programas de manejo del estrés puede reducir las disminuciones en la actividad física relacionadas con el estrés [s48].

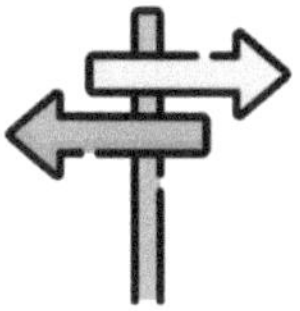

Bueno saber

Autoeficacia

La autoeficacia describe la creencia en la capacidad de alcanzar objetivos a través de acciones. En el contexto del manejo del miedo, la autoeficacia significa confiar en la capacidad de enfrentar miedos y dar los pasos necesarios para el cambio.

Principios CARE

Los principios CARE (opciones, agenda, resiliencia, emociones) ofrecen un marco de acción para el manejo de miedos. Enfatizan la importancia de la autodeterminación, la estructura, la fortaleza interna y el manejo de emociones en el proceso de enfrentar el miedo.

Efectividad de las estrategias de manejo del estrés

Comparación de diferentes enfoques para mejorar la resiliencia al estrés.

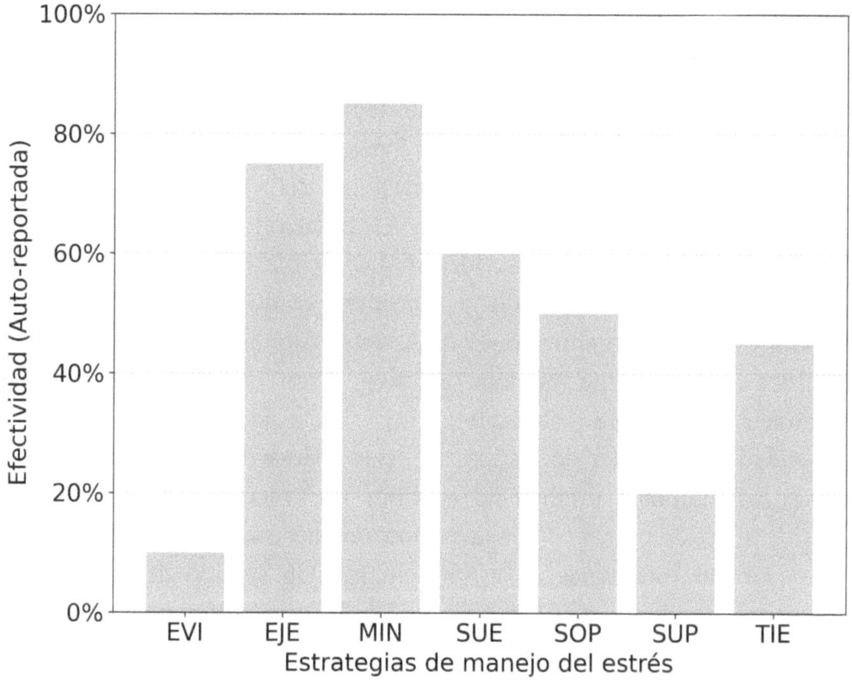

EJE: Ejercicio

MIN: Atención Plena

SUE: Higiene del Sueño

TIE: Gestión del Tiempo

EVI: Evitación

SOP: Apoyo Social

SUP: Supresión

Los datos sugieren que las estrategias proactivas como la atención plena y el ejercicio regular muestran un impacto positivo más fuerte en la resiliencia al estrés en comparación con las estrategias reactivas como la supresión emocional o la evitación. Si bien buscar apoyo social es beneficioso, parece menos efectivo que manejar activamente el estrés a través de prácticas personales. La combinación de múltiples estrategias proactivas probablemente produzca los mejores resultados para desarrollar la fuerza mental y la resiliencia.

Desarrollar patrones de afrontamiento

Desarrollar estrategias de afrontamiento adaptativas es un proceso dinámico que requiere autorreflexión y comprensión de las propias reacciones ante los estresores [s49]. Al analizar experiencias pasadas – cómo ha manejado las dificultades y qué estrategias han resultado efectivas o ineficaces – obtendrá valiosas percepciones sobre sus fortalezas y debilidades personales en el manejo del estrés [s49]. Estos conocimientos forman la base para el desarrollo de mecanismos de afrontamiento personalizados. Identifique recursos y estrategias que le hayan ayudado en el pasado y considere cómo puede aplicarlos de manera específica en situaciones desafiantes futuras [s49]. La resiliencia significa adaptarse de manera efectiva a circunstancias adversas y funcionar de manera saludable [s50]. Un aspecto importante es la capacidad de aprender de las experiencias y desarrollarse continuamente [s50]. Esto también implica no reprimir las emociones negativas, sino considerarlas como una valiosa fuente de información que le ayuda a optimizar sus estrategias de afrontamiento. Un sentido de esperanza y propósito puede fortalecer la resiliencia en diferentes contextos culturales [s50]. Concéntrese en sus valores y objetivos para desarrollar perspectivas positivas incluso en tiempos difíciles. La acción activa juega un papel crucial en el desarrollo de estrategias de afrontamiento. En lugar de reaccionar pasivamente ante los estresores, puede cultivar proactivamente emociones positivas [s51]. Al igual que un atleta que se prepara mentalmente para una competencia, puede entrenar su resiliencia emocional a través de ejercicios específicos [s52]. Las emociones positivas actúan como un amortiguador contra los efectos negativos del estrés y fomentan el bienestar psicológico [s51]. Influyen en la percepción de amenazas y facilitan la recuperación emocional [s51]. Al concentrarse en aspectos positivos – como el manejo exitoso de una tarea o el apoyo de su entorno social – puede regular su reacción emocional ante los estresores y fortalecer su resiliencia. Las estrategias de afrontamiento orientadas a problemas buscan cambiar directamente la situación que causa estrés [s52]. Por ejemplo, elaborar un cronograma detallado puede ayudar a descomponer una gran tarea en pasos más pequeños y manejables. Las estrategias de regulación emocional, por otro lado, se centran en manejar las consecuencias emocionales del estrés [s52]. Técnicas de relajación como relajación muscular progresiva o achtsamkeitsuebungen pueden ayudarle a lidiar con la ansiedad y el estrés.

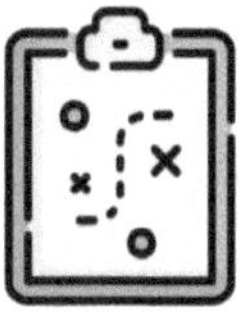

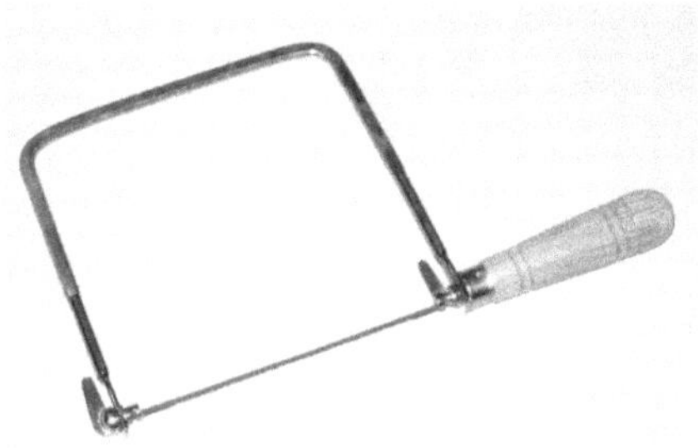

Estrategia de afrontamiento centrada en el problema [i31]

Bueno saber

Estrategias de afrontamiento

Las estrategias de afrontamiento en el contexto del manejo de la ansiedad son las acciones conscientes o inconscientes que una persona toma para lidiar con los estados de ansiedad y reducirlos. Esto incluye, por ejemplo, técnicas de relajación, autoconversaciones positivas o evitar situaciones que provocan ansiedad.

Relajación muscular progresiva

La relajación muscular progresiva es una técnica de relajación que logra un estado de profunda relajación mediante la contracción y relajación consciente de diferentes grupos musculares. Esta técnica puede ayudar a liberar la tensión física, que a menudo acompaña a la ansiedad, y así reducir la ansiedad.

Mecanismos de Afrontamiento para la Ansiedad

Distribución de estrategias efectivas de afrontamiento para la ansiedad relacionada con la resiliencia al estrés.

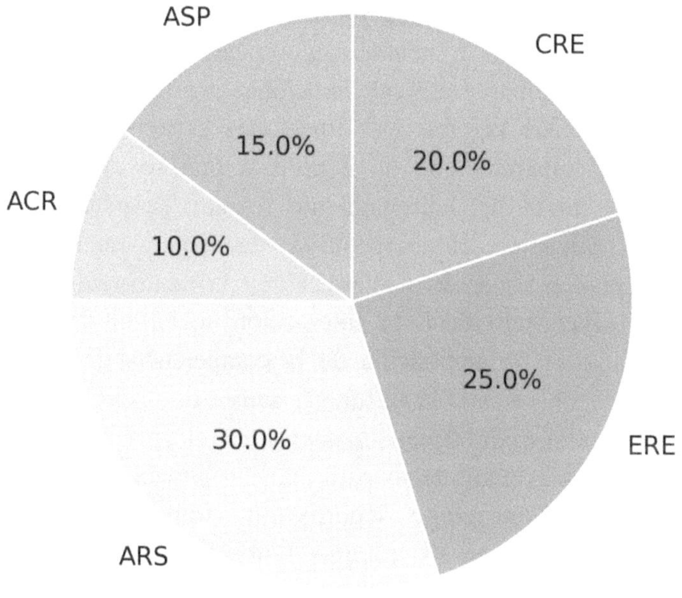

ACR: Reencuadre Cognitivo
ASP: Autocuidado
ERE: Regulación Emocional
ARS: Resolución de Problemas
CRE: Apoyo Social

El gráfico destaca la importancia de los enfoques proactivos y cognitivos en el manejo de la ansiedad. Si bien la resolución de problemas juega un papel importante, la regulación emocional y el apoyo social son cruciales para desarrollar la resiliencia al estrés. Centrarse en estas áreas puede empoderar a las personas para navegar mejor las situaciones estresantes y mitigar el impacto de la ansiedad.

Ampliar las competencias de acción

Ampliar las competencias de acción significa aumentar el propio repertorio de estrategias y habilidades para enfrentar problemas y demandas. Esto incluye tanto el desarrollo de nuevas habilidades como la adaptación flexible de comportamientos existentes a diferentes situaciones. Un conocimiento sólido sobre emociones y la cultivación consciente de afectos positivos pueden fomentar la competencia de acción [s53]. Al aprender a experimentar y utilizar emociones positivas incluso en fases desafiantes, se puede percibir las situaciones estresantes como menos amenazantes. Comparado con un deportista que se prepara para una competencia a través del entrenamiento regular, se puede entrenar la habilidad de utilizar emociones positivas de manera intencionada para fortalecer la resiliencia emocional y acelerar la recuperación del estrés. Además del nivel individual, la interacción social también juega un papel importante en la ampliación de la competencia de acción [s54]. El intercambio con otros y la búsqueda activa de apoyo social pueden servir como recursos para aprender nuevas estrategias de afrontamiento y mejorar las propias habilidades para manejar situaciones difíciles. Así, la participación en un grupo deportivo no solo puede aumentar la condición física, sino también facilitar la creación de contactos sociales y el acceso a apoyo emocional [s55]. Esta combinación de esfuerzo individual e integración social puede ampliar de manera sostenible la competencia de acción y facilitar el afrontamiento de desafíos. La integración de ejercicio regular en la vida cotidiana, comenzando con sesiones de entrenamiento cortas, puede mejorar tanto el estado de ánimo como aumentar la stressresistenz [s55]. La disciplina requerida en el deporte también fomenta el desarrollo de habilidades para manejar contratiempos, lo que tiene un efecto positivo en la competencia de acción general.

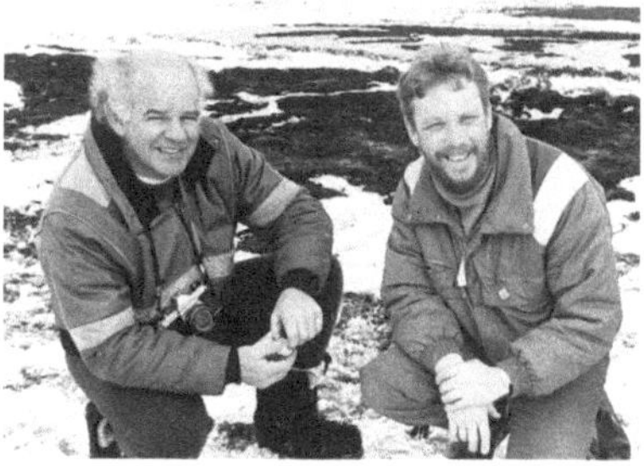

Interacción social [i32]

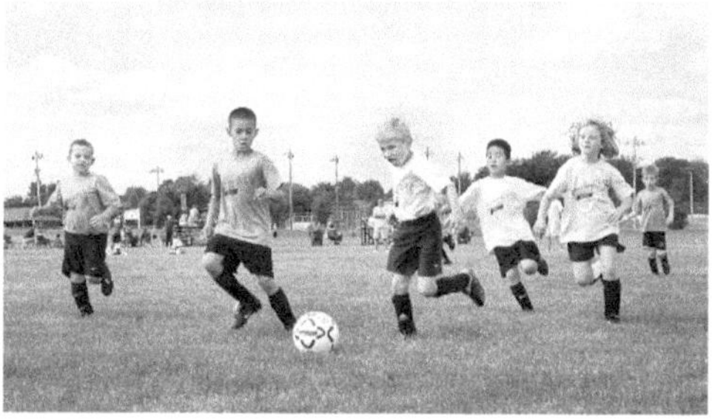

Ejercicio físico/Deporte [i33]

Bueno saber

Emoción

Las emociones son estados afectivos más complejos y duraderos que los afectos. Juegan un papel importante en la evaluación de situaciones e influyen en nuestra motivación y comportamiento en el manejo del estrés.

Desarrollo de la resiliencia al estrés y la fuerza mental

Distribución de las áreas de enfoque para el desarrollo de la resiliencia al estrés y la fortaleza mental.

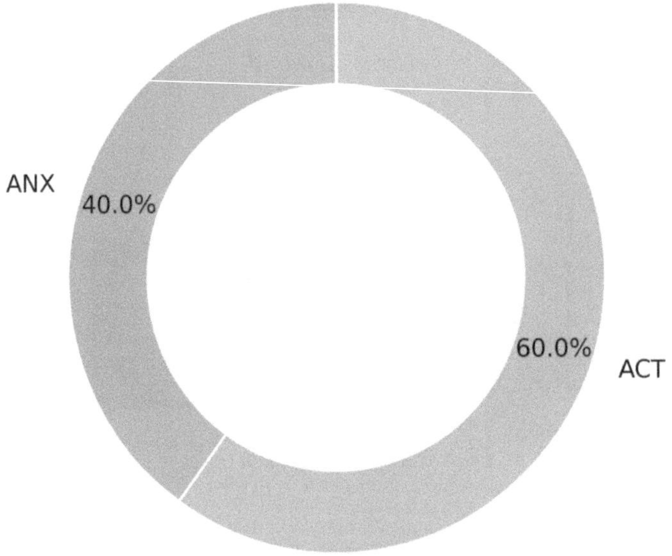

- ACT: Ampliación de las capacidades de afrontamiento (Handlungskompetenzen)
- ANX: Manejo de la ansiedad (Ängste bewältigen)

Este gráfico visualiza el enfoque equilibrado necesario para desarrollar la resiliencia al estrés y la fuerza mental. Una parte significativa se dedica a ampliar la propia gama de mecanismos de afrontamiento (Handlungskompetenzen), mientras que abordar y gestionar las ansiedades juega un papel crucial. Esto enfatiza que tanto el desarrollo proactivo de habilidades como el manejo reactivo de la ansiedad son componentes esenciales para el bienestar mental general.

Consejos concretos

- Conecte sus miedos con una imagen concreta y reduzca mentalmente esa imagen hasta que pierda su terror.
- Imagínese sus miedos en un contexto amigable y humorístico, por ejemplo, como un personaje de dibujos animados.
- Transforme su miedo en curiosidad: ¿Qué puedo aprender de esta situación? ¿Qué nuevas oportunidades se me presentan?
- Respire conscientemente hacia su miedo y sienta cómo se transforma con cada respiración.
- Reciba su miedo como a un viejo conocido y agradezca su función protectora.
- Escriba una carta a su miedo y exprese todas sus preocupaciones y temores.
- Pinte su miedo y déle una forma. Observe la imagen y suelte el miedo.
- Bailar su miedo y libérese de las energías bloqueantes.
- Cante una canción a su miedo y transforme las emociones negativas en vibraciones positivas.
- Encuentre un símbolo para su miedo y entiérrelo en el jardín.
- Cree un animal de poder que lo acompañe en situaciones de miedo y le brinde valor.
- Desarrolle un mantra personal que le dé fuerza y confianza en momentos de miedo.
- Considere su miedo como un desafío que puede superar y anticípese al éxito.

3. 3 Cultivar la serenidad

La serenidad en la vida cotidiana tiene un efecto positivo en la resistencia al estrés y el bienestar general. Sin embargo, el camino hacia la calma interior a menudo es desafiante, ya que patrones de pensamiento desfavorables, una reactividad excesiva a los estresores y una falta de equilibrio emocional pueden obstaculizarnos. Esta sección destaca cómo, a través del cultivo de la atención plena, la distanciación y el desarrollo de un equilibrio interno, se puede alcanzar una mayor serenidad. Descubra estrategias efectivas para mantener la calma y la claridad incluso en situaciones estresantes.

La serenidad surge del equilibrio entre la regulación positiva de las emociones y la capacidad de crear distancia a través de la atención plena hacia los pensamientos y sentimientos.

Encontrar la paz interior

La paz interior describe un estado de equilibrio y estabilidad que existe independientemente de las circunstancias externas. Un camino hacia la paz interior pasa por la atención plena. La atención plena fortalece la conciencia de las experiencias presentes, sin juzgarlas [s56]. Por ejemplo, la percepción consciente de la propia respiración, de las sensaciones corporales o de los sonidos en el momento presente puede dirigir la atención hacia el aquí y el ahora, promoviendo así la paz interior. La atención plena puede ser utilizada como un medio eficaz contra la rumiación, la ansiedad y la ira [s56]. A través de la práctica regular de la atención plena, se desarrolla una mejor emotionale_regulierung y disminuye la reactividad emocional [s56]. La paz interior se considera un indicador importante de la salud mental y puede ser promovida a través de la atención plena [s57]. La atención plena fomenta la regulación emocional y la flexibilidad cognitiva, lo que fortalece la resiliencia y la paz interior [s57]. La atención plena disposicional – es decir, la capacidad de ser consciente en la vida cotidiana – se correlaciona positivamente con la paz interior y puede reducir los efectos negativos de una perspectiva temporal negativa [s57]. La ecuanimidad, un estado de equilibrio emocional, protege contra la excitación emocional y permite una respuesta equilibrada a experiencias tanto positivas como negativas [s58]. La ecuanimidad no significa indiferencia, sino que implica una actitud atenta e interesada hacia las experiencias, sin apegarse emocionalmente a ellas [s58]. El desarrollo de la ecuanimidad puede ser promovido a través de ejercicios de atención plena que permiten observar las experiencias sin apego o aversión [s58]. La paz interior puede ayudar a reducir los pensamientos negativos y fomentar las emociones positivas, lo que conduce a una perspectiva de vida y temporal más flexible [s57]. Así, la aceptación de eventos pasados y el desapego de preocupaciones sobre el futuro pueden fortalecer la paz interior en el momento presente. El 'yo consciente' – una autoimagen moldeada por la atención plena y la meditación – promueve una auto-percepción positiva [s59]. La atención plena ayuda a reducir los pensamientos adherentes y la autoidentificación, lo que contribuye a una mayor serenidad y paz interior [s59]. La integración de conceptos como el desapego y la ecuanimidad en la auto-comprensión apoya el desarrollo de la serenidad [s59]. La atención plena fomenta la autoaceptación y selbstmitgefuehl, ambos factores importantes para el bienestar mental [s59]. A través de la práctica regular de la atención plena, el yo puede ser percibido como un proceso dinámico, lo que conduce a una mayor flexibilidad y menos conflictos psicológicos [s59].

Bueno saber

Atención plena disposicional

La capacidad natural de ser consciente en la vida cotidiana, sin esfuerzo consciente. Esta habilidad contribuye a un estado general más sereno y resistente al estrés.

Cultivando la Paz Interior con el Tiempo

Aumento de la calma y la resistencia al estrés con la práctica constante.

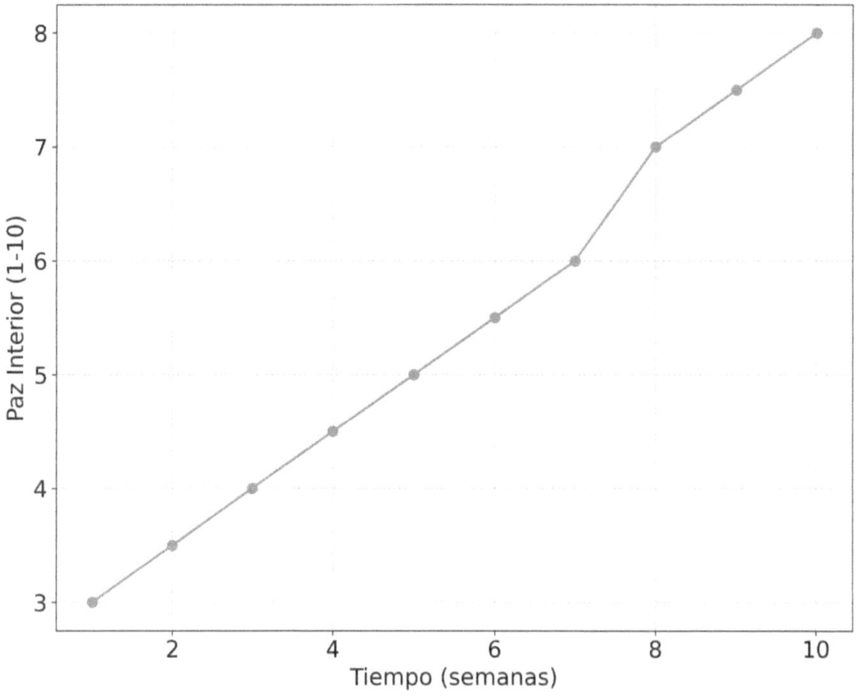

El gráfico demuestra una correlación positiva entre el tiempo invertido en prácticas de atención plena y una disminución en los niveles de estrés, lo que indica una mejor resistencia y paz interior. Si bien el progreso inicial puede ser gradual, el esfuerzo constante conduce a un aumento significativo de la calma y la capacidad de manejar el estrés de manera efectiva.

Construir distancia

Crear distancia – hacia pensamientos, emociones y circunstancias externas – constituye un pilar fundamental para el equilibrio emocional y, por ende, para una mayor serenidad en la vida cotidiana. achtsamkeit permite esta distanciación al fomentar la percepción consciente del momento presente, sin caer en la evaluación de pensamientos o emociones [s60] [s61]. En lugar de dejarse abrumar por emociones emergentes, como el miedo o la ira, estas pueden ser observadas con atención plena, como si fueran nubes pasajeras en el cielo. Este cambio de perspectiva interrumpe la reacción automática a los estresores y crea espacio para un manejo más consciente de ellos [s61]. La práctica regular de la atención plena reduce la reactividad emocional y cultiva un estado de ecuanimidad que hace que las experiencias difíciles sean más soportables [s61]. Un paseo por el bosque, donde la atención se dirige de manera consciente al susurro de las hojas, el aroma del suelo del bosque y el canto de los pájaros, puede convertirse en un ejercicio de atención plena basado en la naturaleza [s60]. Esta conexión con la naturaleza refuerza la distanciación de pensamientos estresantes y, al mismo tiempo, promueve emociones positivas que ayudan a la gestión del estrés [s60]. La atención plena también apoya el desarrollo de selbstmitgefuehl, al suavizar la voz crítica interna y fortalecer la aceptación de las propias imperfecciones [s61]. Así se genera un trato más benevolente hacia uno mismo, que sienta las bases para una reacción más serena ante los desafíos y fomenta el autocuidado [s61]. A través de la mejorada autorregulación y la capacidad de desconexión emocional, que se cultiva mediante la atención plena, disminuye la percepción del estrés [s60]. La integración constante de la atención plena en la vida cotidiana – ya sea a través de la meditación formal o de ejercicios informales de atención plena en el día a día – contribuye de manera sostenible al desarrollo de la serenidad y la fortaleza interior.

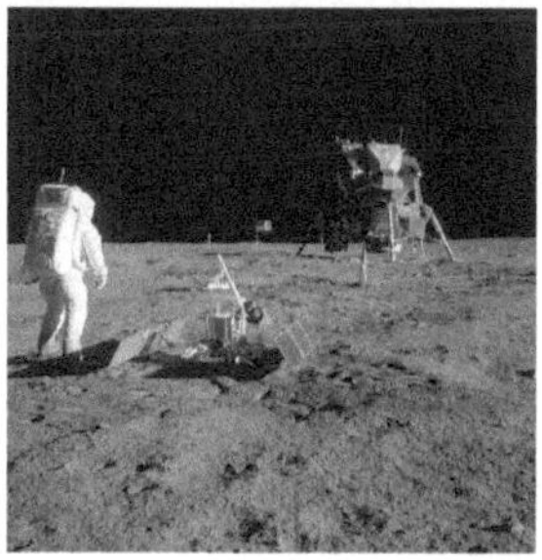

Ecuanimidad [i34]

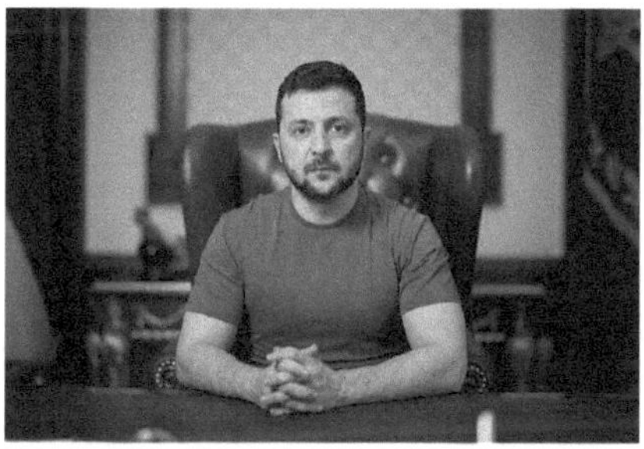

Resiliencia al estrés [i35]

Bueno saber

Autorregulación

La autorregulación es la capacidad de controlar y gestionar pensamientos, emociones e impulsos. En el contexto de la resiliencia al estrés, permite reaccionar de manera tranquila y reflexiva ante los estresores, en lugar de actuar de forma impulsiva o emocional. Esto ayuda a minimizar los efectos negativos del estrés y a fomentar estrategias de afrontamiento positivas.

Efectividad de los métodos de distanciamiento

Eficacia de los métodos para el manejo del estrés

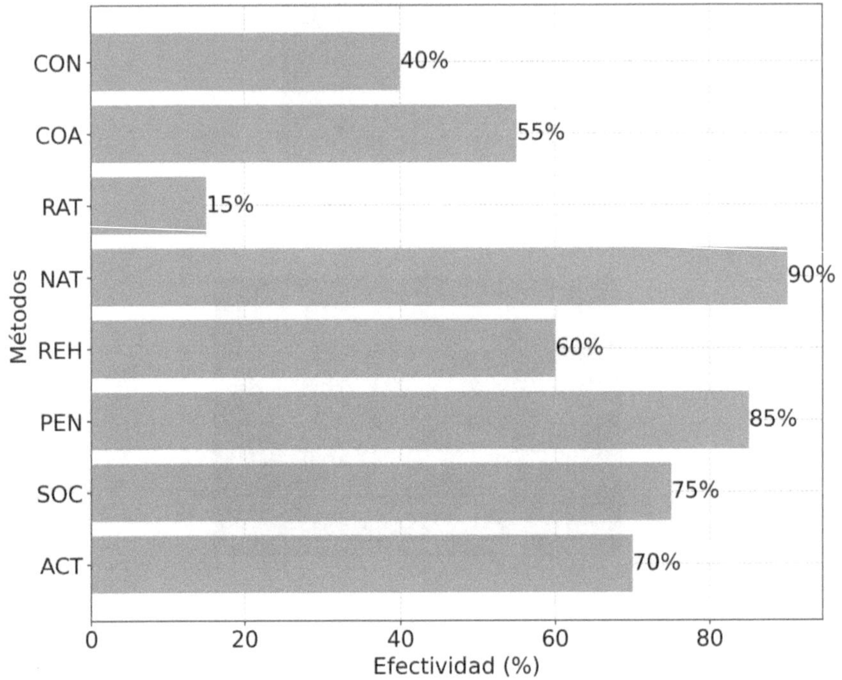

ACT: Actividad física

CON: Parada de pensamiento

PEN: Evitación

REH: Atención plena

COA: Respiración consciente

NAT: Tiempo en la naturaleza

RAT: Autorreflexión

SOC: Interacción social

El gráfico de barras horizontales visualiza la efectividad de diferentes métodos para distanciarse de situaciones estresantes y promover la serenidad. La atención plena y la autorreflexión muestran la mayor eficacia, seguidas de la respiración consciente y la interrupción de las espirales de pensamientos negativos. El tiempo en la naturaleza y la interacción social logran una efectividad moderada. Si bien la actividad física muestra un valor menor, todavía contribuye al manejo del estrés. La menor efectividad la muestra el comportamiento de evitación, que a largo plazo tiende a reducir la resistencia al estrés.

Establecer el equilibrio

Alcanzar el equilibrio: Un fundamento para la serenidad Establecer el equilibrio en la vida es un proceso continuo que abarca tanto el mundo interno de pensamientos y emociones como el ámbito externo de la vida. Al igual que un funambulista que realiza constantemente pequeños ajustes para mantener el equilibrio, el equilibrio en la vida también requiere adaptaciones continuas a las condiciones cambiantes. Un aspecto importante es la cultivación consciente de emociones positivas. La alegría, la gratitud y la satisfacción no solo impactan de inmediato nuestro bienestar, sino que también amplían nuestras formas de pensar y actuar. Esta perspectiva ampliada, a su vez, nos permite enfrentar desafíos de manera más efectiva y responder de manera más flexible a eventos imprevistos. Así, la percepción consciente de momentos hermosos en la vida cotidiana – un atardecer, una buena conversación, una experiencia de éxito – puede fortalecer las emociones positivas y crear una base para mayor equilibrio. Otra clave para el equilibrio radica en la atención plena. La meditación de atención plena entrena la capacidad de permanecer en el momento presente sin perderse en pensamientos sobre el pasado o preocupaciones por el futuro. Esta atención enfocada agudiza la autoconciencia y mejora la emotionale_regulation. En lugar de reaccionar de manera impulsiva a los estresores, aprendemos a observar nuestras emociones y aceptar lo que conduce a una mayor calma interior y serenidad. La práctica regular de la atención plena – a través de breves sesiones de meditación, respiración consciente o caminatas atentas

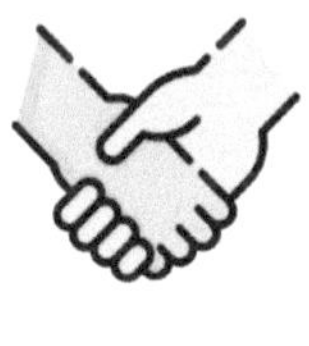

– fortalece la selbstregulation y permite un manejo más constructivo del estrés. Al combinar emociones positivas y atención plena, se crea una base sólida para una vida equilibrada y serena. Este equilibrio interno también se irradia a nuestros ámbitos externos de vida y afecta positivamente nuestras relaciones, nuestra forma de trabajar y nuestra satisfacción general con la vida. El camino hacia el equilibrio es individual y requiere disposición para experimentar y paciencia. Es fundamental reconocer las propias necesidades y desarrollar estrategias que se adapten a las circunstancias personales. Este proceso de autodescubrimiento y adaptación continua es esencial para una vida plena y armoniosa.

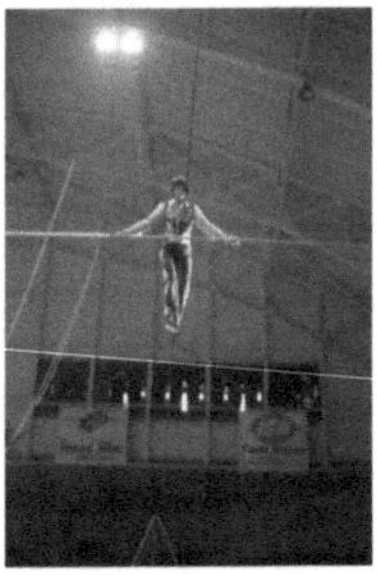

Funámbulo [i36]

Bueno saber

Equilibrio

El equilibrio en el contexto de la resiliencia al estrés y la fortaleza mental significa encontrar un balance entre las demandas de la vida y los propios recursos. Esto incluye tanto el nivel físico como el emocional y mental. Un diseño de vida equilibrado ayuda a reducir el estrés y fortalecer la resiliencia.

Meditación de atención plena

La meditación de atención plena es una técnica de meditación que cultiva la atención plena. Al enfocarse en la respiración, las sensaciones corporales o los pensamientos en el momento presente, se entrena para dirigir la atención y interrumpir los ciclos de pensamiento. Esto promueve la calma interior y la serenidad.

Equilibrio de Áreas de la Vida para la Resiliencia

Equilibrio entre las áreas de la vida y su impacto en la resiliencia al estrés.

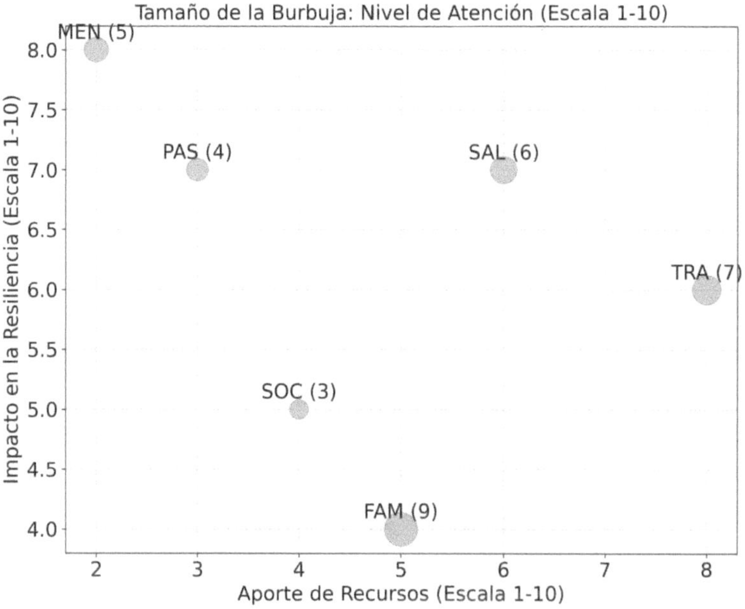

Blasengröße: Nivel de Atención (Escala 1-10)

FAM: Familia	MEN: Conciencia Plena
PAS: Pasatiempos	SAL: Salud
SOC: Social	TRA: Trabajo

El gráfico revela que, si bien algunas áreas como 'Conciencia Plena' requieren menos recursos, contribuyen significativamente a la resiliencia. Por el contrario, áreas como 'Trabajo' pueden exigir muchos recursos, pero producen un impacto moderado en la resiliencia. Esto sugiere que centrarse en actividades de alto impacto y bajos recursos mejora eficientemente la resiliencia. El tamaño de las burbujas indica el nivel de atención que se presta a cada área, destacando los posibles desequilibrios. Por ejemplo, 'Social' tiene un impacto moderado en la resiliencia, pero recibe menos atención, lo que sugiere un área potencial de mejora. En general, lograr el equilibrio no se trata de una asignación equitativa de recursos, sino de una inversión estratégica para una máxima resiliencia.

Consejos concretos

- Imagínese que, al surgir emociones, las observa a través de un telescopio desde una distancia segura.
- Inhale conscientemente un sentimiento de calma y exhale la tensión como si fuera humo de una chimenea.
- Cree un jardín interno de serenidad al que pueda retirarse mentalmente en cualquier momento.
- Observe las situaciones difíciles como un científico: curioso, pero emocionalmente desapegado.
- Reaccione al estrés con una sonrisa: el cambio en su expresión facial también influye en su actitud interna.
- Practique el arte de soltar: imagine que ata un globo de helio a sus preocupaciones y lo deja elevarse al cielo.
- Desarrolle una melodía interna de serenidad que pueda tararear o reproducir en momentos de estrés.
- Reúna "momentos de calma" como piedras preciosas y recuérdelos cuando necesite serenidad.
- Considere los desafíos como olas en el mar: vienen y van sin perturbar su calma interna.
- Desarrolle una señal de alto interna que pueda levantar ante pensamientos negativos que surjan.
- Sueñe con la serenidad: visualice antes de dormir cómo maneja el estrés de manera tranquila y serena.
- Transforme sus pensamientos en nubes pasajeras que observa sin dejarse arrastrar por ellas.

Revisión - 3. Resistencia emocional

La resiliencia emocional, la capacidad de manejar el estrés y los desafíos de manera efectiva, no es un talento innato, sino una competencia que se puede aprender. Se basa en una compleja interacción de diversos factores que puede influir activamente. El camino hacia una mayor serenidad y fortaleza interior comienza con la percepción consciente de sus propios logros. Tómese regularmente un tiempo para valorar sus logros, ya sean grandes o pequeños, y disfrute de las emociones positivas asociadas. Esto fortalece su autoestima y su motivación para enfrentar futuros desafíos. Un diario de éxitos puede ayudarle a documentar sus progresos y a centrar su atención en lo positivo. Además, el ejercicio regular, como correr o practicar yoga, puede mejorar su estado de ánimo y aumentar su nivel de energía, lo que a su vez incrementa su resistencia al estrés.

La autoaceptación es otro componente importante de la resiliencia emocional. En lugar de compararse con ideales poco realistas, aprenda a aceptar tanto sus fortalezas como sus debilidades. Los ejercicios de atención plena y la escritura en un diario pueden ayudarle a percibir sus pensamientos y sentimientos sin juicio y a fortalecer su conexión consigo mismo. Concéntrese en sus características y talentos individuales y desarrolle un concepto positivo de sí mismo. Una autoestima sólida actúa como un escudo contra el estrés y le permite enfrentar los desafíos con mayor calma. Recuerde que la autoaceptación es un proceso que requiere tiempo y práctica, pero que a largo plazo conduce a un mayor bienestar y fortaleza interior.

Para seguir desarrollando su resiliencia emocional, es importante cultivar una auto-percepción positiva. Trátese a sí mismo con la misma amabilidad y comprensión que le brindaría a un buen amigo. Cuestione las autoevaluaciones críticas y sustitúyalas por pensamientos positivos y de apoyo. Mantenga su red social y rodeese de personas que le apoyen y le animen. Un entorno positivo fortalece su autoestima y tiene un impacto favorable en su salud mental. Los cambios de comportamiento, como modificar la dieta o integrar más actividad física en la vida diaria, requieren tiempo, planificación y una actitud positiva. Concéntrese en los aspectos positivos del cambio y utilice estrategias como el principio CARE (Opciones, Agenda, Resiliencia, Emociones) para alcanzar sus objetivos.

El desarrollo de estrategias de afrontamiento es un proceso dinámico que se basa en la autorreflexión y en la comprensión de sus reacciones individuales al estrés. Analice experiencias pasadas, identifique sus fortalezas y recursos, y desarrolle estrategias orientadas a la solución de problemas y a la regulación emocional. Técnicas de relajación como la relajación muscular progresiva o ejercicios de atención plena pueden ayudarle a manejar la ansiedad y el estrés. Ampliar sus competencias de acción mediante la adquisición de nuevas habilidades y la adaptación flexible de su comportamiento fortalece su autoeficacia. Busque activamente apoyo social y utilice el intercambio con otros para aprender nuevas estrategias de afrontamiento. Encuentre la calma interior a través de la atención plena y el cultivo de la ecuanimidad. Cree distancia con respecto a pensamientos y sentimientos abrumadores y desarrolle la autocompasión. Lograr un equilibrio en su vida requiere ajustes continuos y la integración consciente de emociones positivas y atención plena en su día a día.

El camino hacia la resiliencia emocional puede ser desafiante, pero vale la pena. Al integrar activamente las estrategias descritas en su vida, construye paso a paso una base sólida para una mayor serenidad, fortaleza interior y una vida plena. Tiene la capacidad de fortalecer su resiliencia emocional: ¡úsela!

4. Prevención del agotamiento

¿Cuándo se convierte la ambición saludable en un agotamiento peligroso? Las cifras crecientes de personas con síntomas de burnout muestran que la delgada línea entre el compromiso y la sobrecarga a menudo se subestima. Mientras que el cuerpo generalmente advierte temprano, muchos afectados ignoran las señales, hasta llegar a la total agotamiento. Este capítulo ofrece herramientas concretas para reconocer y respetar los propios límites a tiempo. Las estrategias presentadas aquí pueden marcar la diferencia decisiva entre una vida profesional plena y la temida caída en la espiral del agotamiento.

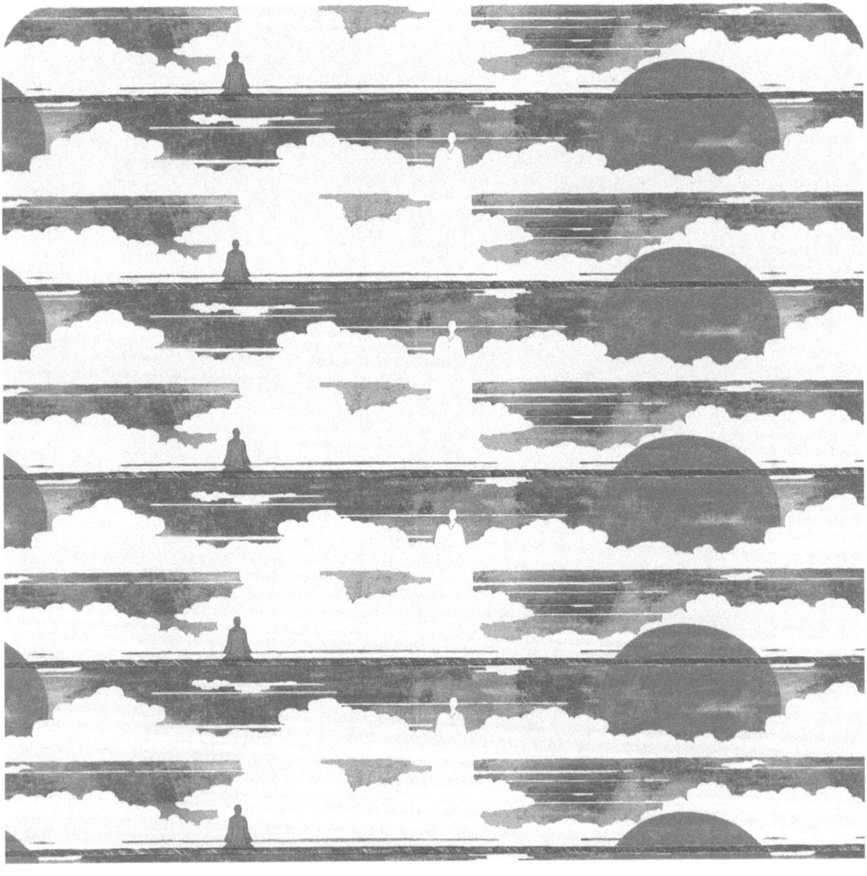

4. 1 Señales de alerta temprana

El estrés persistente pone en peligro la salud mental y física y puede llevar al agotamiento. Las señales de advertencia temprana, como la fatiga constante, dificultades de concentración, disminución del rendimiento o cambios de comportamiento, indican una sobrecarga inminente. Estas señales a menudo se ignoran o se minimizan, a pesar de que proporcionan valiosas pistas. Reconozca los signos sutiles a tiempo para intervenir de manera preventiva y fortalecer su resiliencia al estrés. Siga leyendo para comprender las señales de advertencia temprana y tomar medidas efectivas.

Pequeños cambios en el comportamiento, como la reducción de la actividad física o el cambio de rutinas, pueden ser señales de advertencia tempranas de agotamiento y estrés.

Esgotamiento reconocer los síntomas

El agotamiento se manifiesta – física y mentalmente. Las señales físicas van desde la fatiga persistente y dificultades para dormir hasta la falta de apetito y problemas digestivos, así como una mayor susceptibilidad a infecciones. Mentalmente, el agotamiento se expresa a través de dificultades de concentración, lagunas de memoria, irritabilidad y un sentimiento de vacío interior. Así, las tareas cotidianas que antes se realizaban sin esfuerzo pueden convertirse repentinamente en una carga. [s62] Las señales de alerta temprana que indican un posible agotamiento son, por ejemplo, lesiones recurrentes en el deporte, una sensación de sobreentrenamiento o incluso síntomas de burnout. Estas señales deben tomarse en serio, ya que a menudo están relacionadas con cargas psicológicas como la ansiedad o la depresión. [s62] Un deportista que, a pesar de reducir su entrenamiento y tener suficientes períodos de descanso, sufre repetidamente de distensiones musculares, no solo debe investigar las causas físicas, sino también reflexionar sobre su carga psicológica y, si es necesario, buscar apoyo profesional. También los cambios en el comportamiento de movimiento pueden indicar un aumento del agotamiento. Mientras que el estrés en algunos casos puede llevar a una mayor actividad física, una especie de activación conductual, como en personas que hacen ejercicio regularmente y compensan el estrés mediante el movimiento, es más común observar una disminución de la actividad física. [s63] Esta inhibición conductual, como se llama en el lenguaje técnico, puede ser un indicador sutil de un inicio de agotamiento, ya que el estrés puede afectar negativamente la motivación y la capacidad de movimiento. [s63] Un deportista que antes entrenaba regularmente y ahora omite sus sesiones de entrenamiento con mayor frecuencia podría estar reaccionando inconscientemente a un aumento de la carga de estrés. La detección oportuna de estas señales sutiles es crucial para tomar medidas preventivas y evitar un deterioro adicional del estado.

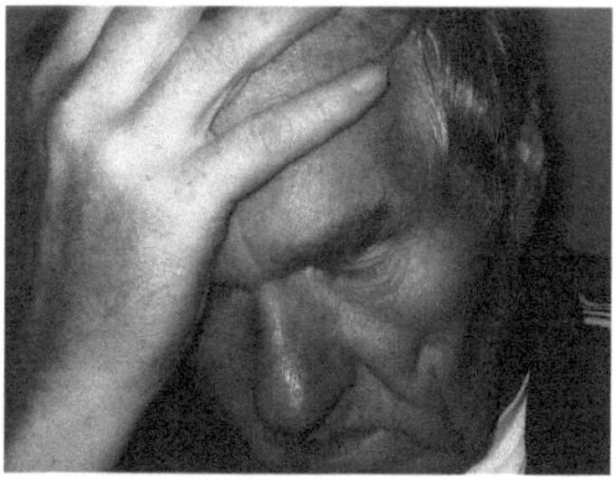

Fatiga [i37]

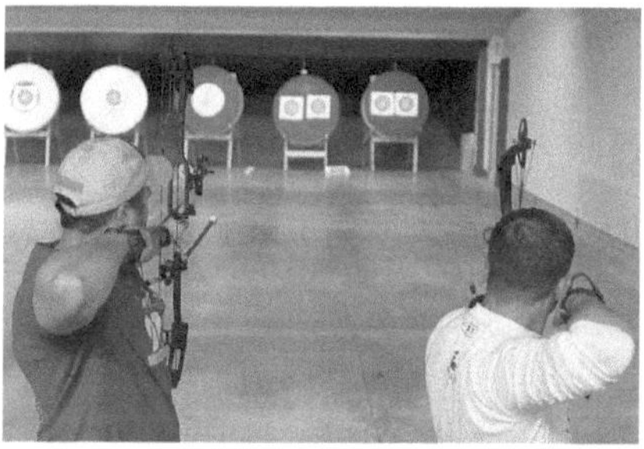

Dificultad para concentrarse [i38]

Bueno saber

Activación conductual

La activación conductual en el contexto del estrés y la fortaleza mental describe el aumento consciente de actividades y comportamientos positivos para reducir el estrés y mejorar el estado de ánimo. Sirve como estrategia para fortalecer la resiliencia y puede ayudar a romper ciclos de pensamiento negativos y recuperar el control sobre la propia situación.

Agotamiento

El agotamiento en el contexto de la resiliencia al estrés y la fortaleza mental puede manifestarse a través de fatiga persistente, reducción del rendimiento y inestabilidad emocional. Señala que los recursos personales para afrontar las cargas actuales no son suficientes y que es necesario ajustar el estilo de vida o las estrategias de afrontamiento del estrés para evitar consecuencias negativas a largo plazo.

Inhibición conductual

La inhibición conductual en relación con la resiliencia al estrés describe la tendencia a evitar o restringir actividades e interacciones sociales, a menudo como respuesta a la ansiedad, el estrés o el agotamiento. Puede ser una señal de alerta temprana de sobrecarga y afectar el desarrollo de la fortaleza mental, ya que dificulta la acumulación de experiencias positivas y la adquisición de nuevas estrategias de afrontamiento.

Síntomas comunes de agotamiento

Frecuencia de los síntomas de agotamiento relacionados con el estrés

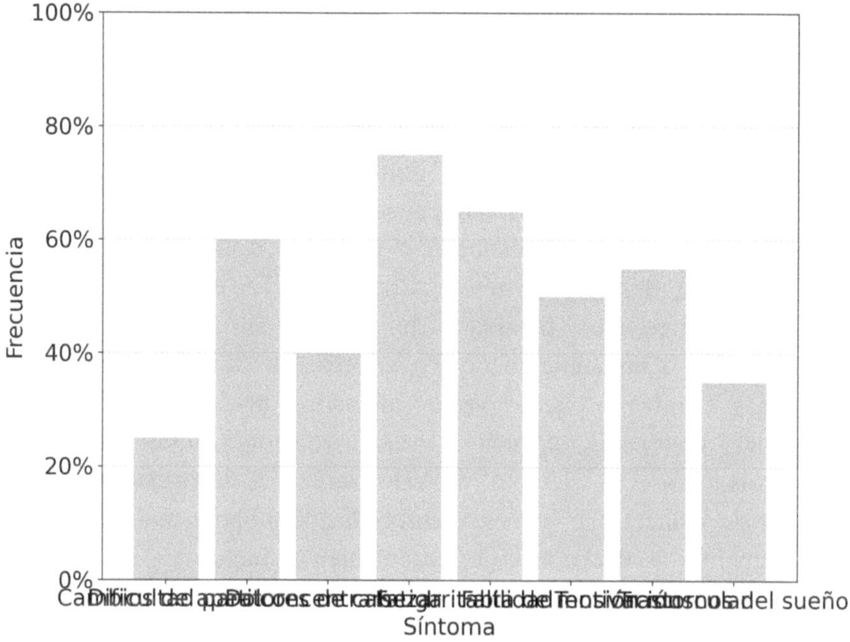

APA: Cambios de apetito

CON: Dificultad para concentrarse

DCA: Dolores de cabeza

FAT: Fatiga

FDM: Falta de motivación

IRR: Irritabilidad

TDS: Trastornos del sueño

TEM: Tensión muscular

Este gráfico destaca la prevalencia variable de los síntomas de agotamiento. Los altos niveles de fatiga, irritabilidad y dificultad para concentrarse sugieren un impacto significativo en el funcionamiento diario. Los casos reportados más bajos de trastornos del sueño y cambios en el apetito, aunque siguen siendo relevantes, pueden indicar que estos son síntomas menos prominentes para este grupo específico. Abordar los síntomas más frecuentes como la fatiga y la irritabilidad es crucial para mejorar el bienestar general y la resistencia al estrés.

Observar los cambios de comportamiento

Los cambios de comportamiento ofrecen valiosas perspectivas sobre el nivel de estrés y el estado mental. Se manifiestan en diversas facetas: desde el comportamiento del sueño hasta las interacciones sociales, así como la capacidad de rendimiento y la toma de decisiones. Se pueden observar, por ejemplo, cambios en el sueño, desde problemas para conciliar el sueño y mantenerlo hasta un aumento en la necesidad de dormir. También la forma en que interactuamos con otras personas puede cambiar: el retiro de contactos sociales, la irritabilidad aumentada o la excesiva dependencia pueden ser indicadores de una mayor carga de estrés. En el contexto laboral, pueden manifestarse pérdidas de rendimiento, dificultades de concentración o un aumento en los errores. La capacidad para tomar decisiones también puede verse afectada, desde dificultades en decisiones cotidianas pequeñas hasta decisiones más grandes y transformadoras. Un ejemplo de esto sería un deportista que solía entrenar de manera espontánea y enfocada, pero ahora duda y pospone repetidamente las decisiones de entrenamiento. Incluso la alimentación puede verse afectada por cambios de comportamiento, como la falta de apetito, ataques de hambre o cambios en las preferencias alimenticias. Es especialmente relevante la autoobservación de las reacciones emocionales. ¿Se perciben las emociones de manera más intensa o menos intensa? ¿Se experimentan cambios de humor más frecuentes o un aplanamiento emocional persistente? La percepción y análisis consciente de estos cambios permite actuar a tiempo y tomar medidas preventivas antes de que se desarrollen problemas graves. Anote las anomalías durante un cierto período para reconocer patrones. Estos registros pueden servir como base para una conversación con un médico o terapeuta y ayudar a identificar las causas de los cambios de comportamiento y desarrollar estrategias adecuadas para el manejo del estrés. (Placeholder para una fuente adecuada sobre cambios de comportamiento y estrés) S.A. Mooventhan, A., & Nivethitha, L. (2014). Efectos basados en evidencia científica de la hidroterapia en varios sistemas del cuerpo. North American Journal of Medical Sciences, 6(5), 199.

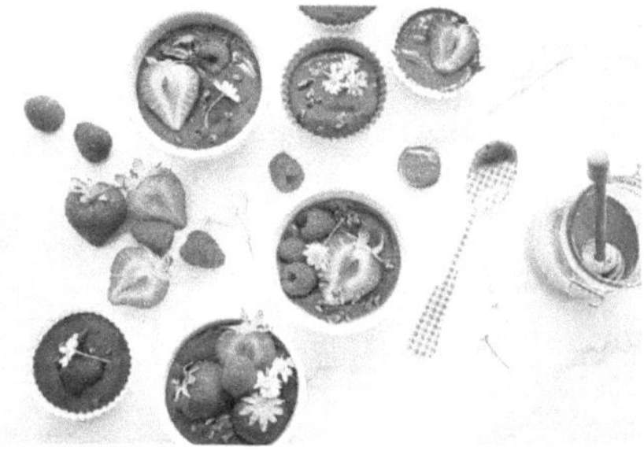

Antojos [i39]

Bueno saber

Indicadores

Los indicadores son signos medibles que indican un cambio en el cuerpo o la mente y pueden ayudar a detectar el estrés de manera temprana. Sirven como guía para tomar medidas a tiempo para el manejo del estrés y fomentar la fortaleza mental.

Medidas preventivas

Las medidas preventivas son estrategias y técnicas que se utilizan para reducir o evitar el estrés antes de que afecte negativamente la salud mental y física. Fortalecen la resiliencia al estrés y contribuyen a la fortaleza mental a largo plazo.

Terapeuta

Un terapeuta es un profesional capacitado que ayuda a las personas a manejar problemas psicológicos y estrés. A través de conversaciones y ejercicios específicos, apoya el desarrollo de estrategias de afrontamiento y fomenta la fortaleza mental.

Nivel de Estrés a lo Largo del Tiempo

Ilustra la fluctuación de los niveles de estrés durante una semana, indicando posibles desencadenantes y períodos de recuperación.

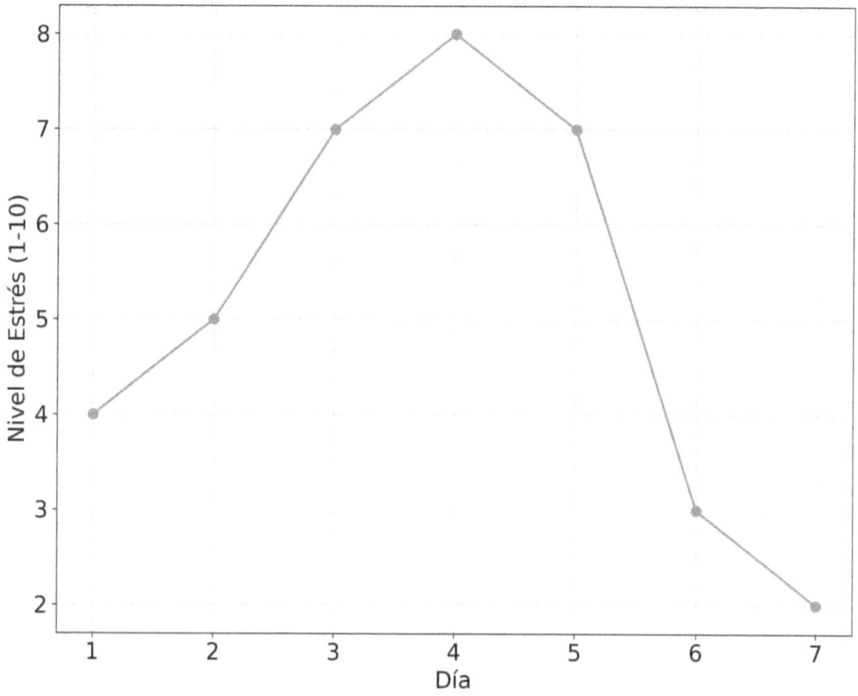

Los datos revelan un patrón cíclico en los niveles de estrés, con picos que ocurren a mitad de semana y valles durante el fin de semana. Esto sugiere una correlación entre las actividades relacionadas con el trabajo y un aumento del estrés. La recuperación relativamente rápida observada durante los fines de semana indica mecanismos de afrontamiento efectivos y resiliencia. Sin embargo, el nivel de estrés basal constantemente elevado merece atención y exploración de estrategias de manejo del estrés a largo plazo.

Percibir la disminución del rendimiento

Reconocer la disminución del rendimiento: Una merma en la propia capacidad puede ser un claro indicio de un aumento en la carga de estrés o de un inicio de agotamiento. Esto se manifiesta no solo en el contexto laboral, sino que puede afectar todas las áreas de la vida: desde actividades deportivas hasta pasatiempos y tareas cotidianas. Un músico que antes tocaba piezas complejas con facilidad podría tener dificultades para concentrarse y reproducir pasajes conocidos sin errores. La percepción de esta disminución del rendimiento es a menudo subjetiva y depende de las exigencias individuales. No se trata necesariamente de una disminución objetivamente medible, sino más bien de la sensación personal de no poder mantener el estándar habitual. Varios factores pueden jugar un papel: dificultades de concentración, disminución de la motivación, aumento de la propensión a cometer errores o incluso una falta de impulso general. [s64] La emotionale_regulierung desempeña un papel importante aquí. Si el estrés y las emociones no se procesan adecuadamente, esto puede afectar aún más la capacidad de rendimiento. Un deportista que está bajo una gran presión y no puede controlar su nerviosismo puede no ser capaz de alcanzar su máximo potencial en la competencia. Es importante no interpretar la disminución del rendimiento como un fracaso personal, sino como una señal del cuerpo que indica sobrecarga. Al reconocerlo a tiempo y tomar medidas específicas como técnicas de relajación, establecimiento de prioridades o la búsqueda de apoyo profesional, se puede evitar una tendencia a la baja adicional. Documente los cambios en su capacidad de rendimiento durante un período determinado para identificar patrones y relaciones con factores de estrés. Estos registros ofrecen una base valiosa para conversaciones con un médico o terapeuta y ayudan a desarrollar estrategias individuales para el manejo del estrés. La capacitación en el área de la salud mental puede mejorar la capacidad de percepción del

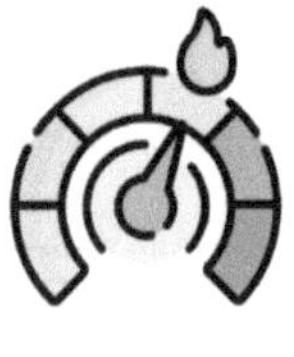

estrés y la regulación emocional, lo que a su vez puede contrarrestar la disminución del rendimiento. [s64] Preste atención, además de la disminución del rendimiento, a síntomas acompañantes como trastornos del sueño, cambios en los hábitos alimenticios o aislamiento social, para obtener una imagen completa de su situación.

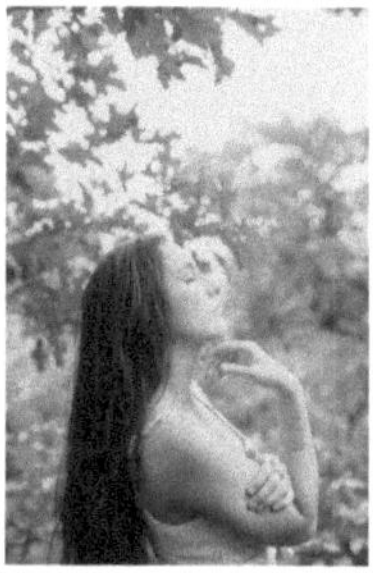

Técnicas de relajación [i40]

Bueno saber

Falta de impulso

La falta de impulso puede ser una señal de alerta temprana y manifestarse en una disminución de la iniciativa y la energía para abordar tareas o perseguir objetivos. Puede estar relacionada con un estrés persistente y señalar una sobrecarga del sistema.

Señales tempranas de disminución del rendimiento

Distribución de las áreas de impacto afectadas por el estrés.

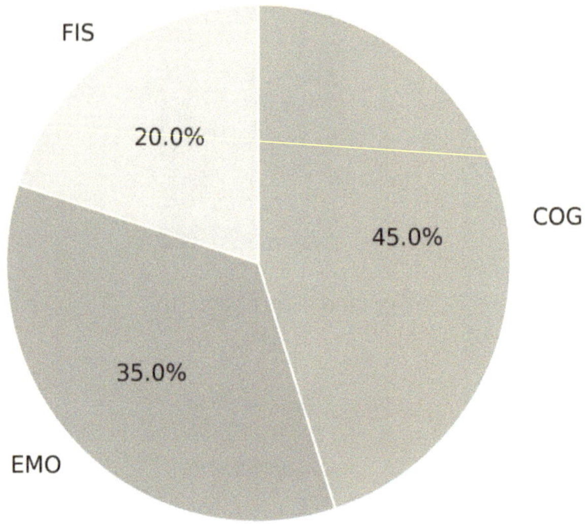

- COG: Función Cognitiva (Concentración, Memoria, Toma de Decisiones)
- EMO: Regulación Emocional (Cambios de Humor, Irritabilidad, Ansiedad)
- FIS: Bienestar Físico (Sueño, Niveles de Energía, Apetito)

El gráfico destaca que la función cognitiva es la más afectada por el estrés, seguida de la regulación emocional y luego el bienestar físico. Esto enfatiza la importancia de abordar los impactos cognitivos y emocionales desde el principio al desarrollar la resiliencia al estrés, ya que pueden afectar significativamente el rendimiento general. Si bien el bienestar físico también se ve afectado, el porcentaje menor sugiere que podría ser menos notorio inicialmente, lo que podría enmascarar los efectos cognitivos y emocionales más impactantes.

Consejos concretos

- "Observe su tiempo libre. ¿Ha perdido el placer en sus pasatiempos o le cuesta relajarse?
- Preste atención a sus sueños. ¿Son más inquietos o están marcados por temas recurrentes?
- Reflexione sobre sus diálogos internos. ¿Se está volviendo cada vez más autocrítico o pesimista?
- Revise su entorno social. ¿Se está aislando o reacciona más rápidamente con irritación hacia los demás?
- Analice su relación con los medios. ¿Se refugia en mundos virtuales o consume noticias en exceso?
- Observe su capacidad de decisión. ¿Le cuesta más tomar decisiones, incluso en cosas pequeñas?
- Preste atención a su percepción del tiempo. ¿El tiempo pasa rápidamente o se siente que avanza dolorosamente lento?
- Verifique su disposición al riesgo. ¿Está asumiendo más riesgos o los evita en exceso?
- Escuche su voz interior. ¿Qué le susurra cuando se queda en silencio?
- Observe su tensión física. ¿Muerde los dientes, tiene frecuentes dolores de cabeza o de espalda?
- Preste atención a sus hábitos alimenticios. ¿Come más o menos que antes? ¿Cambia su selección de alimentos?
- Reflexione sobre su manejo de los errores. ¿Los toma demasiado en serio o los minimiza?
- Observe su capacidad de concentración. ¿Puede concentrarse bien o su mente divaga constantemente?

4. 2 Medidas preventivas

La prevención del agotamiento requiere acción activa. Este apartado destaca medidas concretas para mejorar la organización del trabajo, el diseño de las fases de descanso y la activación del apoyo social. Se abordan tanto las estrategias ineficaces y las dificultades potenciales como el beneficio práctico de un enfoque estructurado. Descubra métodos efectivos para fortalecer su resistencia al estrés y desarrollar su fortaleza mental.

La prevención del estrés no es solo una tarea individual, sino que también requiere la creación de un entorno laboral de apoyo y la activación consciente de recursos sociales.

Mejorar la organización del trabajo

Una organización del trabajo bien estructurada es un factor importante para la reducción del estrés y el desarrollo de la fortaleza mental. Una clara distribución de tareas y priorización ayuda a mantener la perspectiva y trabajar de manera concentrada. Esto significa ordenar las tareas según su urgencia e importancia, para centrar la atención en los puntos esenciales. Un sistema probado es la eisenhowermatrix, que clasifica las tareas en cuatro categorías: importante y urgente, importante pero no urgente, urgente pero no importante y ni importante ni urgente [s65]. La planificación consciente de la jornada laboral, incluyendo pausas y plazos realistas para tareas individuales, minimiza la presión del tiempo y aumenta la eficiencia. También el diseño del lugar de trabajo contribuye a la mejora: un lugar de trabajo ergonómico y un entorno ordenado fomentan la concentración y el bienestar. Pausas regulares, en las que se separe uno del lugar de trabajo y se planifiquen breves períodos de descanso, son esenciales para mantener la concentración y el rendimiento. Una comunicación estructurada en el equipo, por ejemplo, a través de protocolos de entrega estandarizados, mejora el flujo de información y reduce los malentendidos [s66]. El apoyo de los líderes en la implementación de medidas para mejorar la organización del trabajo también es importante para el éxito [s67]. Un entorno laboral de apoyo, donde se fomente la comunicación abierta y el apoyo mutuo, contribuye significativamente a la reducción del estrés y al desarrollo de resilienz. Modelos de horario laboral flexibles, siempre que sean viables en el contexto laboral correspondiente, pueden mejorar la conciliación entre la vida laboral y personal, reduciendo así también el estrés [s68].

Bueno saber

Ergonómico

Un lugar de trabajo ergonómico está adaptado a las necesidades físicas para minimizar las cargas y aumentar el bienestar. Esto contribuye a la prevención de molestias físicas relacionadas con el estrés y fomenta la fortaleza mental.

Áreas de optimización para la resiliencia al estrés

Distribución de las áreas de enfoque para mejorar la resiliencia al estrés.

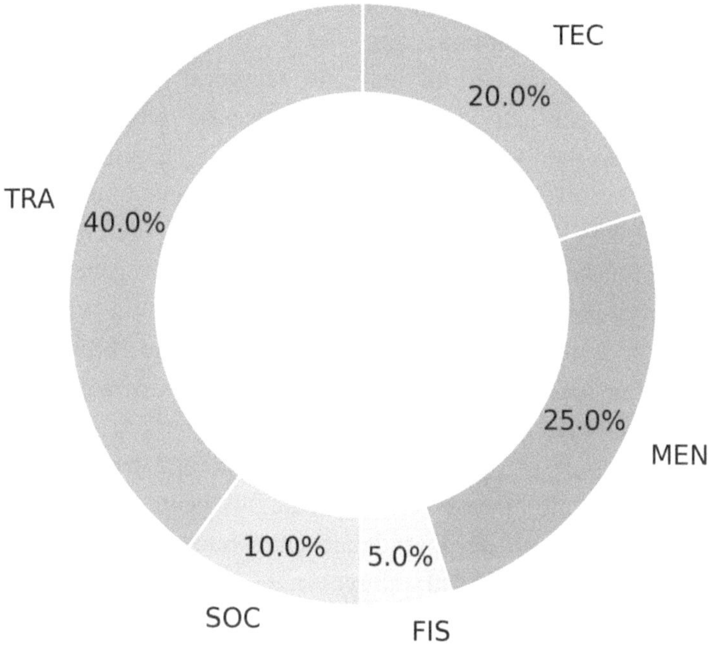

FIS: Salud Física

SOC: Apoyo Social

TRA: Organización del Trabajo

MEN: Atención Plena y Relajación

TEC: Técnicas Cognitivas

El área más grande para mejorar reside en la optimización de la organización del trabajo (TRA), destacando la importancia de procesos eficientes y la gestión de la carga de trabajo para la reducción del estrés. La atención plena y la relajación (MEN) y las técnicas cognitivas (TEC) también representan porciones significativas, enfatizando el papel de las prácticas de relajación y las estrategias mentales en el desarrollo de la resiliencia. El apoyo social (SOC) y la salud física (FIS), aunque más pequeños, siguen siendo componentes cruciales, lo que indica la necesidad de sólidas redes de apoyo y bienestar físico en el manejo general del estrés.

Planificar fases de recuperación

Las pausas regulares son esenciales para mantener la concentración y el rendimiento. Sin embargo, no todas las pausas son igualmente efectivas. Mientras que pausas cortas y no estructuradas, como un breve paseo a la máquina de café, pueden proporcionar un aumento temporal de la vitalidad, las pausas dirigidas con actividad física o técnicas de relajación ofrecen un mayor beneficio [s69]. No solo reducen la fatiga, sino que también aumentan el bienestar, especialmente en tareas mentalmente exigentes. Breves sesiones de relajación, como ejercicios de respiración o progressive_muskelentspannung, pueden reducir efectivamente la fatiga mental y, por lo tanto, influir positivamente en la capacidad de concentración y rendimiento [s69]. Alternativamente, breves fases de movimiento, un paseo al aire libre o ejercicios de estiramiento pueden promover la circulación y proporcionar nueva energía. La integración de tales medidas de regeneración en la rutina laboral puede aumentar el rendimiento durante tareas mentalmente exigentes y fomentar el compromiso y el éxito de aprendizaje en contextos académicos [s69]. La naturaleza de la actividad influye en la efectividad de las pausas, por lo que el diseño de las pausas debe adaptarse al trabajo específico [s70]. Cambiar de actividad, por ejemplo, de trabajo en pantalla sentado a un breve paseo, puede ser más efectivo que realizar otra actividad sentada. También la frecuencia y duración de las pausas deben ajustarse individualmente. Mientras que pausas cortas y frecuentes son ideales para algunas actividades, en otras pueden ser más útiles pausas más largas [s70]. Es importante que las pausas se diseñen de manera activa y no se llenen solo con otros estímulos potencialmente distractores, como mirar el teléfono inteligente.

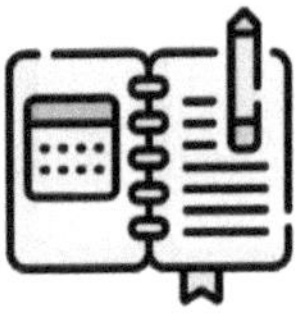

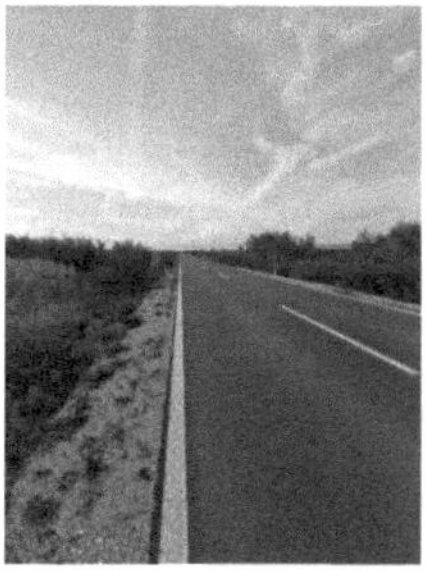

paseo [i41]

Bueno saber

Compromiso

El compromiso en relación con la resiliencia al estrés describe la capacidad de abordar activamente y con motivación las tareas a pesar de los desafíos y de perseguir objetivos. Un alto compromiso contribuye a la gestión del estrés y fortalece la resiliencia mental.

Medidas de regeneración

Las medidas de regeneración son actividades específicas que sirven para la recuperación y la reconstrucción de recursos físicos y mentales. Contribuyen a reducir el estrés, fortalecer la resiliencia y mejorar el bienestar. Ejemplos incluyen un sueño adecuado, técnicas de relajación y una alimentación saludable.

Vitalidad

La vitalidad en el contexto de la resiliencia al estrés describe la capacidad de enfrentar los desafíos cotidianos con energía y vigor, y de manejar eficazmente las cargas. Es un recurso importante para la fortaleza mental y el bienestar.

Eficacia de las actividades de descanso

Eficacia de diferentes tipos de descanso.

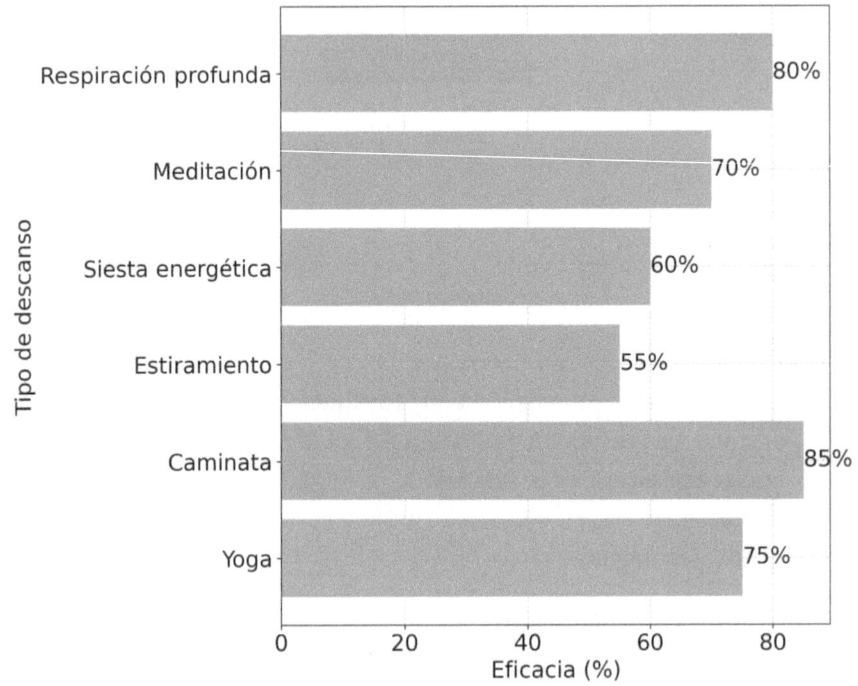

BRE: Respiración profunda (2 min)

MED: Meditación (5 min)

NAP: Siesta energética (20 min)

STR: Estiramiento (10 min)

WAL: Caminata (30 min)

YOG: Yoga (60 min)

Los descansos cortos y frecuentes para actividades de atención plena como la meditación o la respiración profunda ofrecen una mayor eficacia inmediata para la reducción del estrés. Si bien los descansos más largos para actividades como el ejercicio brindan un alivio menos inmediato, contribuyen significativamente a la resistencia a largo plazo y al manejo del estrés.

Activar el apoyo

Movilizar el apoyo social: La interacción social y el mantenimiento de relaciones son un aspecto importante en el manejo del estrés y en el desarrollo de la resiliencia psicológica [s71] [s72]. Una red social sólida no solo ofrece apoyo emocional en situaciones estresantes, sino que también puede ayudar en el desarrollo de estrategias de afrontamiento [s72]. En este sentido, la calidad de las relaciones es más crucial que la cantidad de contactos. Pocas personas de referencia, pero confiables, que ofrezcan comprensión y ayuda práctica, pueden ser más valiosas que una gran red superficial. Es útil tener un intercambio abierto con personas cercanas sobre situaciones estresantes. Verbalizar problemas puede ayudar a estructurarlos y desarrollar nuevas perspectivas. Los compañeros relacionales, como familiares o amigos cercanos, pueden fomentar el afrontamiento intrapersonal a través del apoyo emocional y apoyo instrumental [s72]. El apoyo instrumental puede incluir, por ejemplo, ayuda concreta en la resolución de problemas, mientras que el apoyo emocional ofrece atención y comprensión. Sin embargo, es importante tener en cuenta que no toda interacción social es beneficiosa. Las reacciones negativas del entorno o Co-Rumination, es decir, el "rumiar" conjunto de pensamientos negativos sin enfoques de solución constructivos, pueden incluso aumentar la carga de estrés [s72]. Por lo tanto, es recomendable reflexionar conscientemente sobre la calidad de las relaciones sociales y buscar apoyo de personas que realmente contribuyan al bienestar. Incluir a personas de referencia en medidas terapéuticas puede apoyar el desarrollo de estrategias de afrontamiento, pero requiere una cuidadosa consideración de la situación individual y la disposición de todos los involucrados [s72]. Además, los sistemas de apoyo profesional, como servicios de asesoramiento o grupos de autoayuda, pueden ser recursos valiosos para obtener apoyo social y aprender estrategias de

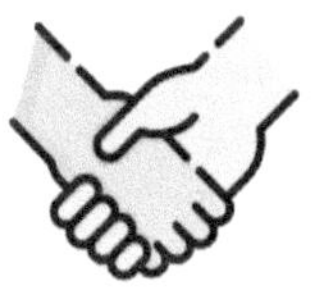

afrontamiento. Las plataformas digitales y las comunidades en línea también pueden ser un complemento [s73], pero no reemplazan el intercambio personal. La movilización activa del apoyo social es, por lo tanto, un componente esencial para un manejo exitoso del estrés y la promoción de la salud mental [s71].

Bueno saber

Apoyo instrumental

Incluye ayuda y apoyo concreto y práctico de otros para afrontar los estresores. Ejemplos de esto son el apoyo en el cuidado de niños, ayuda financiera o la asunción de tareas para reducir la carga y fomentar la fortaleza mental.

Co-Rumination

El rumiar conjunto sobre pensamientos y sentimientos negativos sin buscar soluciones. En el contexto del manejo del estrés, la Co-Rumination puede aumentar la carga de estrés y afectar negativamente la fortaleza mental, ya que refuerza la conciencia del problema sin llevar a estrategias de afrontamiento constructivas.

Sistemas de Apoyo para la Resiliencia al Estrés

Impacto de varios sistemas de apoyo en la resiliencia al estrés, categorizados por accesibilidad y eficacia.

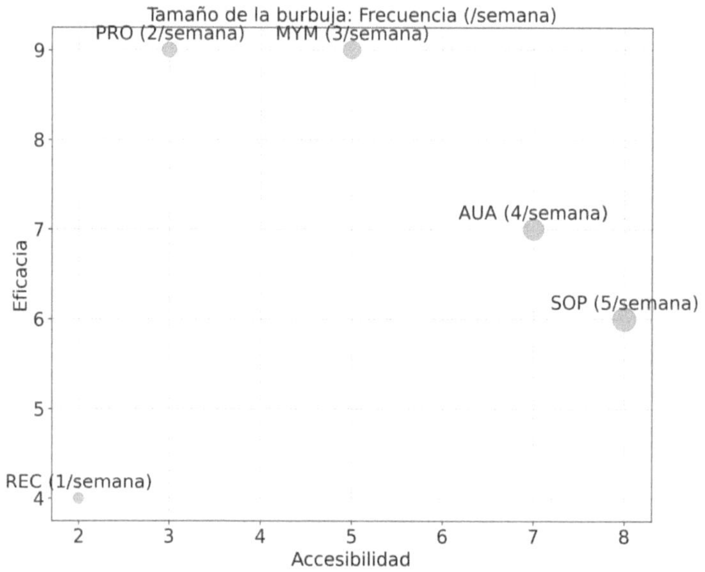

Blasengröße: Frecuencia (/semana)

AUA: Actividades de Autocuidado

MYM: Mindfulness y Meditación

PRO: Orientación Profesional

REC: Recursos Comunitarios

SOP: Apoyo Social

El gráfico revela que el apoyo social, si bien es de fácil acceso, puede no ser siempre el más eficaz para desarrollar la resiliencia. La orientación profesional, aunque menos accesible, demuestra un mayor impacto. Las prácticas de autocuidado muestran un equilibrio entre accesibilidad y eficacia, lo que destaca su papel crucial. La atención plena y la meditación resultan muy eficaces a pesar de su moderada accesibilidad, lo que sugiere su potencial para obtener importantes beneficios de resiliencia.

Consejos concretos

- Establezca un ritual de cierre diario que le ayude a separar mentalmente el trabajo de la vida personal, como dar un breve paseo o escuchar música relajante.
- Cree en su hogar un "área analógica", libre de dispositivos digitales, donde se dedique conscientemente al mundo offline, por ejemplo, con un libro o un juego de mesa.
- Incorpore pequeñas "islas de atención plena" en su vida diaria, realizando acciones cotidianas, como beber una taza de té, con plena concentración y utilizando conscientemente sus sentidos.
- Establezca con sus colegas horarios fijos para trabajar concentradamente sin interrupciones, para aumentar la eficiencia y reducir el estrés.
- Reemplace las listas de tareas por "listas de logros", para hacer visibles sus éxitos y aumentar su motivación.
- Desarrolle un "programa personal de ahorro de energía" para días de alta carga, priorizando tareas y evitando conscientemente actividades que consuman energía.
- Planifique regularmente "días" u "horas offline" para recuperarse del mundo digital y recargar sus recursos mentales.
- Cree un "objeto de poder" personal que le recuerde sus fortalezas y recursos, y que le brinde apoyo en situaciones estresantes.
- Desarrolle un "diálogo interno positivo", enfocándose conscientemente en sus éxitos y fortalezas, y reemplazando patrones de pensamiento negativos por positivos.

4. 3 Límites saludables

Los límites saludables son esenciales para la prevención del agotamiento y fomentan la resiliencia al estrés. El constante sobrepasar de los propios límites conduce a la agotamiento emocional y pone en peligro la fortaleza mental. Manejar las propias necesidades y establecer límites en la vida cotidiana y en el trabajo presenta desafíos, pero al mismo tiempo ofrece enormes oportunidades para un mayor bienestar y rendimiento. Las dificultades para decir "no" a menudo conducen a la sobrecarga y evitan que uno se concentre en lo importante. La regulación de la carga de trabajo y el cumplimiento de los tiempos de regeneración son otros factores clave para un equilibrio saludable. Estas áreas se influyen mutuamente y forman la base para una vida resistente al estrés y plena. Descubra a continuación cómo reconocer, comunicar y proteger sus límites para gestionar su energía de manera efectiva y fortalecer su fortaleza mental.

Establecer límites saludables es autocuidado, no egoísmo. Protege contra el agotamiento, fortalece la resiliencia mental y permite una vida equilibrada.

Aprender a decir que no

Decir "no" es difícil para muchas personas. A menudo temen herir a otros o enfrentar consecuencias negativas. Sin embargo, la capacidad de establecer límites y preservar las propias necesidades es fundamental para la resiliencia al estrés y la fortaleza mental. Quien constantemente sobrepasa sus límites arriesga la agotamiento emocional y burnout. Decir "no" protege la propia energía y permite concentrarse en lo importante. [s74] No se trata de ser egoísta, sino de asumir la responsabilidad por el propio bienestar. Un "no" claro puede incluso infundir respeto y fortalecer la propia posición. Un paso importante para aprender a decir "no" es la selbstreflexion. ¿Qué situaciones le resultan difíciles? ¿Por qué le cuesta decir "no"? A menudo, las causas radican en creencias profundamente arraigadas creencias, como el miedo al rechazo o el deseo de ser el favorito de todos. Es necesario reconocer y cuestionar estos patrones. ¿Son realistas las consecuencias temidas? Así, el miedo al rechazo puede ser infundado si se formula un "no" de manera amable y firme. La forma en que se expresa un "no" es crucial. Un "no" vacilante o disculpándose parece inseguro y invita a más discusión. En cambio, un "no" claro y respetuoso señala que se conocen y defienden los propios límites. Es útil acompañar el "no" con una breve justificación, sin necesidad de justificarse. Por ejemplo, se puede hacer referencia a la falta de tiempo o a otras prioridades. En una situación así, se podría decir: "No, lamentablemente no puedo asumir eso, ya que ya estoy ocupado con otros proyectos." Un rechazo no tiene que ser grosero. Se puede expresar aprecio por la solicitud y, al mismo tiempo, mantener los propios límites. Esto podría verse así: "Muchas gracias por su oferta. El proyecto suena interesante, pero en este momento no tengo tiempo para ello." La práctica también hace al maestro en el arte de decir "no". Comience en situaciones donde la presión para decir "no" sea baja. Cuanto más lo haga, más fácil le resultará. Así, ganará confianza en sí

mismo y fortalecerá su capacidad para comunicar sus necesidades. [s74] Con cada "no" exitoso, solidifica sus límites y crea espacio para más equilibrio y bienestar en la vida cotidiana. - La capacidad de establecer límites es un proceso continuo. - Sea paciente consigo mismo y permítase cometer errores. - Cada paso hacia una vida autodeterminada es una ganancia para su fortaleza mental y resiliencia al estrés.

Bueno saber

Burnout

Un estado de agotamiento emocional, físico y mental causado por estrés prolongado o excesivo. Puede manifestarse en sentimientos de alienación, cinismo y una sensación de disminución del rendimiento personal, y a menudo se ve agravado por el cruce de límites personales en la vida laboral o privada.

Creencias

Convicciones profundamente arraigadas sobre uno mismo y el mundo que influyen en el comportamiento y la percepción. Las creencias negativas, como el miedo al rechazo, pueden dificultar el establecimiento de límites.

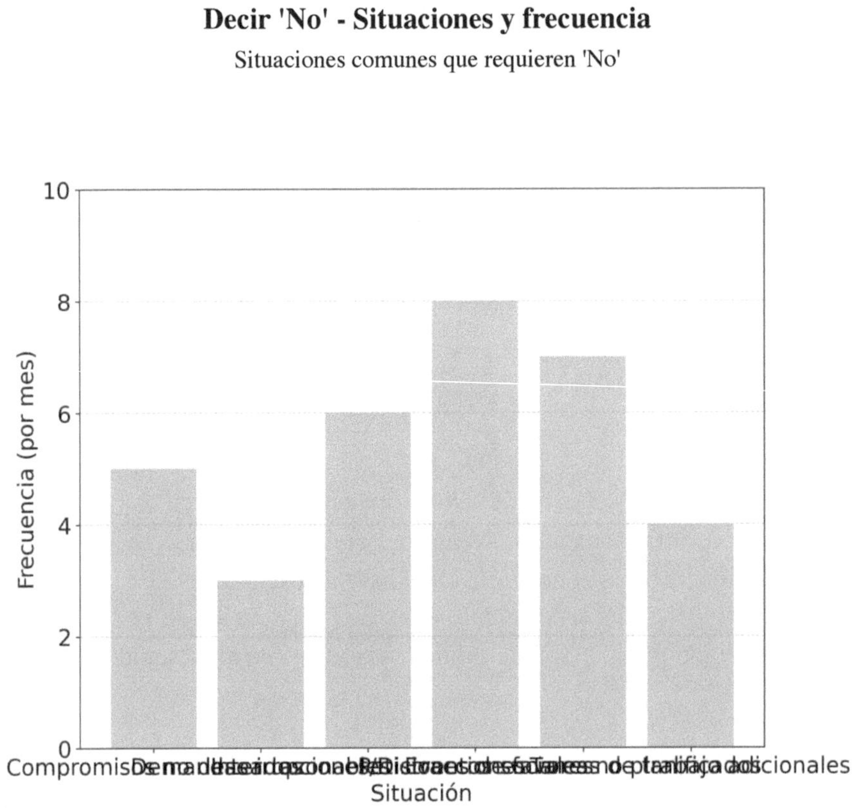

Com: Compromisos no deseados

Dem: Demandas irrazonables

Fav: Peticiones de favores

Int: Interrupciones/Distracciones

Soc: Eventos sociales no planificados

Wrk: Tareas de trabajo adicionales

Este gráfico destaca la frecuencia variable con la que las personas necesitan afirmar límites diciendo 'no'. Muestra que las solicitudes de favores y los eventos sociales no planificados son las situaciones más comunes que requieren una respuesta negativa. Esto sugiere que priorizar el tiempo personal y administrar los compromisos sociales son áreas clave donde el establecimiento de límites es frecuentemente necesario para mantener el bienestar. Aunque con menos frecuencia, decir 'no' al trabajo adicional o a las demandas irrazonables también es importante para prevenir el agotamiento y proteger la salud mental.

Regular la carga de trabajo

Gestionar eficazmente la propia carga de trabajo es esencial para una vida profesional saludable y equilibrada. Al igual que al decir que no, aquí también se trata de asumir la responsabilidad de nuestro bienestar y protegernos de la sobrecarga. El autocuidado continuo y la adaptabilidad a las cambiantes demandas del entorno laboral son fundamentales. Esto implica establecer prioridades y, si es necesario, delegar o rechazar tareas. Una evaluación realista de nuestras capacidades es la base para ello. ¿Cuánto trabajo puedo manejar en un tiempo determinado sin sobrecargarme? Responder honestamente a esta pregunta ayuda a definir y proteger una carga de trabajo saludable. Además de la autorregulación individual, las condiciones en el lugar de trabajo también son relevantes. Las medidas organizativas que buscan reducir la carga laboral, como proporcionar suficiente personal y recursos, pueden promover la salud mental de los empleados. Al mismo tiempo, es importante utilizar sistemas de apoyo. Esto puede incluir el intercambio con colegas, supervisión o también el acceso a servicios de asesoramiento. El apoyo social fortalece la resiliencia y ayuda a manejar mejor las exigencias del día a día laboral. Complementariamente a estos factores externos, estrategias individuales

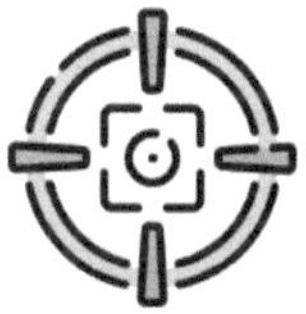

como prácticas de atención plena pueden contribuir a reducir el estrés y aumentar el bienestar. La atención plena en el entorno laboral puede significar tomar breves pausas para respirar conscientemente y concentrarse en el momento presente, o también dirigir regularmente nuestra atención hacia aspectos positivos de la jornada laboral. La regulación de la carga de trabajo es un proceso continuo que requiere esfuerzos tanto individuales como organizativos. Mientras que las intervenciones a corto plazo, que se centran en la experiencia inmediata del estrés, pueden reducir los síntomas de estrés, la eficacia a largo plazo de las medidas para gestionar la carga de trabajo aún no ha sido suficientemente investigada. Por lo tanto, es recomendable combinar diversas estrategias y revisar continuamente si la propia carga de trabajo se ajusta a las necesidades y recursos individuales. De este modo, no solo se puede fomentar la fortaleza mental y la resistencia al estrés, sino también asegurar a largo plazo la salud y la satisfacción laboral.

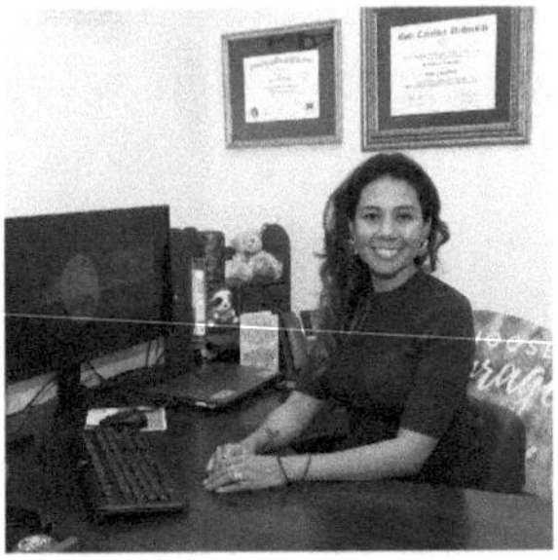

Supervisión/Mentoría [i42]

Bueno saber

Intervención

Las intervenciones son medidas específicas para provocar un cambio en una situación determinada. En el contexto de límites saludables, las intervenciones pueden consistir, por ejemplo, en establecer límites claros o distanciarse de situaciones estresantes.

Atención plena

La atención plena significa dirigir la atención al momento presente sin juzgar. En el contexto de límites saludables, la atención plena puede ayudar a reconocer las propias necesidades y límites y a tratarse a uno mismo con cuidado.

Supervisión

La supervisión es un método de asesoramiento profesional que sirve para reflexionar sobre la propia actuación y mejorar las habilidades profesionales. En el contexto de límites saludables, la supervisión puede ayudar a reconocer los propios límites en el contexto laboral y desarrollar estrategias para comunicarlos y protegerlos.

Carga de trabajo y rendimiento

Relación entre la carga de trabajo y el rendimiento, ilustrando la carga de trabajo óptima y el impacto del exceso de trabajo.

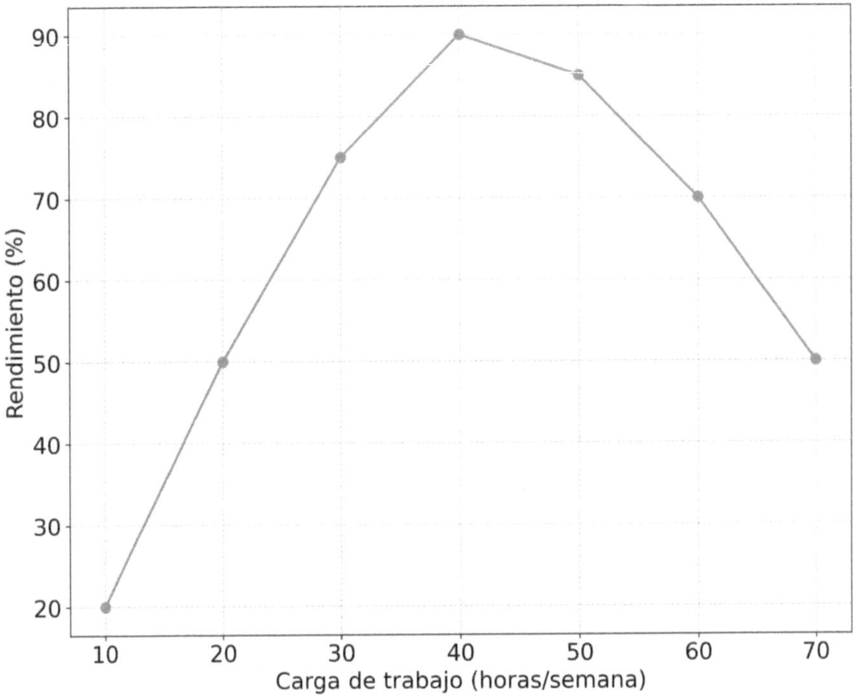

Este gráfico muestra la relación invertida en forma de U entre la carga de trabajo y el rendimiento. El rendimiento aumenta con la carga de trabajo hasta un punto óptimo. Más allá de este punto, el aumento de la carga de trabajo conduce a rendimientos decrecientes y, finalmente, a una disminución del rendimiento debido al estrés, el agotamiento y la reducción de la eficiencia.

Cumplir con los tiempos de regeneración

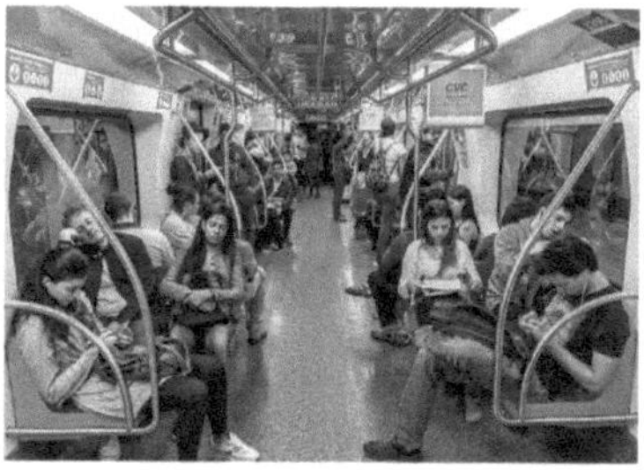

Agotamiento [i43]

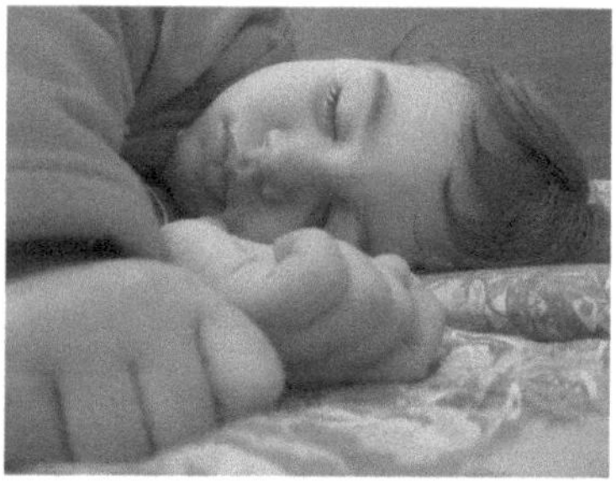

Sueño [i44]

Los tiempos de regeneración son indispensables para reducir las consecuencias del estrés y mantener la capacidad de rendimiento. Fases de descanso adecuadas permiten que el cuerpo y la mente se recuperen de las tensiones del día a día y recarguen nuevas energías. Esto no solo afecta a la profesión docente, donde una carga de trabajo excesiva y la falta de descanso pueden llevar a problemas de salud y jubilaciones anticipadas, sino a todas las áreas de la vida. Quien se encuentra constantemente bajo estrés y no encuentra tiempo para la regeneración arriesga la agotamiento crónico y una disminución de la capacidad de rendimiento. Por lo tanto, es esencial integrar conscientemente fases de descanso en la rutina diaria. Esto puede significar, por ejemplo, renunciar conscientemente a los medios digitales después del trabajo y, en su lugar, salir a caminar o dedicarse a un pasatiempo. También, breves pausas en la jornada laboral, en las que uno se relaja conscientemente y se distancia de las actividades laborales, contribuyen a la regeneración. Técnicas de relajación como la meditación o la relajación muscular progresiva pueden ayudar a reducir el estrés y fomentar la recuperación. Además de las fases activas de descanso, un sueño adecuado es fundamental para la regeneración. Un ritmo de sueño regular y una duración óptima del sueño apoyan la recuperación física y mental. Quien presta atención continuamente a los tiempos de regeneración suficientes fortalece su resiliencia frente al estrés y promueve su bienestar general. La capacidad de recuperarse y recargar nuevas energías es, por lo tanto, una base importante para la salud y el rendimiento a largo plazo, tanto en el contexto profesional como en el privado.

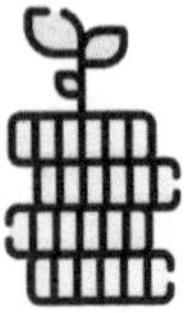

Actividades de Regeneración para la Resiliencia al Estrés

Distribución de actividades de regeneración para mejorar la resiliencia al estrés.

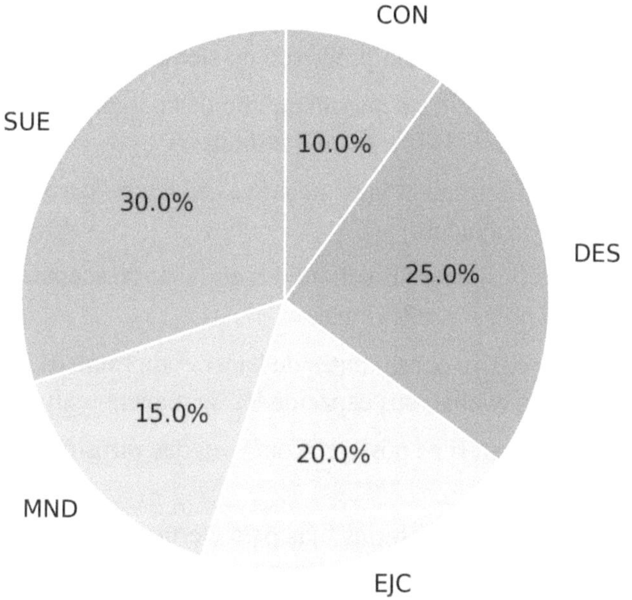

CON: Conectar con Otros

DES: Descansos Cortos (p. ej., ejercicios de respiración de 5 minutos)

EJC: Ejercicio Físico (p. ej., yoga, caminar)

MND: Atención Plena y Meditación

SUE: Sueño

Este gráfico destaca la importancia de un enfoque equilibrado para la regeneración. Si bien los descansos cortos son esenciales para la reducción inmediata del estrés, dedicar tiempo a actividades a largo plazo como dormir y las prácticas conscientes contribuye significativamente a la resiliencia general y al bienestar mental. Priorizar estas actividades asegura un enfoque sostenible para manejar el estrés y prevenir el agotamiento.

Consejos concretos

- Defina sus valores personales y ajuste sus límites en consecuencia. ¿Qué principios son importantes para usted?
- Piense en qué actividades le roban energía y cuáles le la brindan. Organice su vida diaria en consecuencia.
- Desarrolle una señal personal de alto, un gesto o una palabra que utilice internamente tan pronto como sienta sus límites.
- Visualice sus límites como un círculo de energía protectora a su alrededor. Sienta la fuerza de ese límite.
- Practique la formulación de negativas educadas pero firmes. Escriba frases que le ayuden.
- Aprenda a posponer las solicitudes en lugar de aceptar de inmediato. Gane tiempo para reflexionar.
- Pida tiempo para pensar antes de hacer compromisos. Utilice ese tiempo para evaluar sus capacidades de manera realista.
- Delegue tareas, si es posible. Confíe en que otros pueden realizar la tarea bien.
- Establezca franjas horarias fijas para ciertas actividades y cúmplalas. Proteja esos momentos de interrupciones.
- Cree un lugar de tranquilidad donde pueda regenerar sus límites sin ser molestado.
- Reflexione regularmente sobre qué límites ha defendido con éxito y qué le ha ayudado en ello.
- Celebre sus éxitos al establecer límites. Recompénsese por sus progresos.
- Acepte que establecer límites es un proceso. Sea paciente consigo mismo.

Revisión - 4. Prevención del agotamiento

La prevención del agotamiento no es un proyecto único, sino un proceso continuo de autocuidado y atención plena. Comienza con la capacidad de reconocer y respetar los propios límites. Preste atención a las señales sutiles de su cuerpo y mente: una sensación persistente de fatiga, dificultades de concentración, disminución del rendimiento o cambios en el comportamiento social; todos estos pueden ser indicadores de una sobrecarga inminente. No ignore estas señales de advertencia, tómelas en serio. Reflexione sobre su comportamiento: ¿se está retirando más? ¿Reacciona con más irritabilidad de lo habitual? ¿Han cambiado sus hábitos de sueño o alimentación? Esta autoobservación es el primer paso para actuar a tiempo.

Para actuar de manera preventiva, puede integrar diversas estrategias en su vida diaria. Estructure su trabajo y establezca prioridades. La matriz de Eisenhower puede ayudarle a distinguir entre lo importante y lo urgente, y a centrar su atención en las tareas esenciales. Planifique pausas regulares y hágalas activas: una breve caminata al aire libre, algunos ejercicios de estiramiento o una breve meditación pueden aumentar significativamente su concentración y rendimiento. Evite llenar las pausas con más estímulos, como desplazarse por las redes sociales. En su lugar, utilice el tiempo para desconectar conscientemente y recargar energías.

Otro aspecto importante de la prevención del agotamiento es la capacidad de establecer límites y decir "no". Analice sus creencias personales: ¿qué miedos o temores le impiden comunicar sus necesidades? Practique decir "no" en pequeños pasos, sin necesidad de justificarse. Un "no" claro y respetuoso protege su energía y fortalece su posición a largo plazo. Busque aliados: hable con personas de confianza sobre su carga y aproveche el apoyo emocional y práctico de su entorno social. La ayuda profesional, como la supervisión o el coaching, también puede ayudarle a desarrollar estrategias individuales para manejar el estrés.

La implementación de estas recomendaciones puede parecer desafiante al principio. Integre los cambios gradualmente en su vida diaria y sea paciente consigo mismo. No todas las estrategias funcionan igual para todos. Experimente y descubra qué medidas le ayudan más. Es un proceso que requiere tiempo y práctica. Sin embargo, cada paso que dé hacia una vida equilibrada y autodeterminada es una valiosa contribución a su salud y bienestar. Invierta en su prevención del agotamiento: es una inversión en su futuro.

5. Desarrollo sostenible de la resiliencia

¿Cómo logran algunas personas salir fortalecidas de la crisis incluso después de grandes reveses? La capacidad de no solo soportar el estrés y las cargas, sino de crecer a partir de ellas, se puede desarrollar de manera sistemática. Nuevos hallazgos de la psicología y las neurociencias muestran que la fortaleza mental sostenible se basa en patrones de comportamiento y formas de pensar que se pueden aprender. A través de ejercicios específicos y reflexión, cada persona puede ampliar y estabilizar sus recursos personales. En este capítulo, descubrirá los componentes más importantes para una resiliencia al estrés duradera y cómo anclarlos en su vida.

5. 1 Consolidar el cambio de comportamiento

El cambio de comportamiento en el contexto del desarrollo sostenible de la resiliencia significa establecer, estabilizar y mantener a largo plazo hábitos positivos. Esto no solo requiere la implementación de nuevos comportamientos, sino también el manejo de desafíos como recaídas y fluctuaciones en la motivación. Un cambio de comportamiento exitoso influye de manera significativa en la resistencia al estrés y el bienestar general. Esta sección destaca las estrategias clave para una anclaje sostenible de los comportamientos deseados, desde la selección de hábitos adecuados hasta la gestión de contratiempos. Descubra cómo asegurar eficazmente su progreso y fortalecer su resiliencia de manera sostenible.

El cambio de comportamiento sostenible se logra a través de la combinación de pequeños pasos regulares, el autocuidado y la aceptación de los contratiempos como oportunidades de aprendizaje.

Establecer hábitos

Establecer hábitos es un proceso que requiere tiempo, paciencia y una estrategia clara. Primero, la elección del hábito adecuado es crucial. Concéntrese en comportamientos que fomenten su resistencia al estrés y fortaleza mental, como una alimentación saludable, ejercicio regular o un sueño adecuado [s75] [s76]. En lugar de buscar grandes cambios de una vez, comience con pequeños pasos realistas. Por ejemplo, podría aumentar su caminata diaria en 5 minutos o comer una pieza de fruta más. Estos pequeños logros fortalecen su confianza y lo motivan a seguir adelante. Otro aspecto importante es la regularidad. Realice la acción deseada de manera consistente durante un período prolongado, idealmente a la misma hora todos los días. Esto ancla el comportamiento en el cerebro y gradualmente se convierte en una rutina automatizada [s77]. Planifique momentos fijos para sus nuevos hábitos e intégralos en su rutina diaria. Al igual que el cepillado de dientes por la mañana, que hacemos sin pensar, el nuevo hábito también se volverá natural con el tiempo. Para seguir su progreso y mantenerse motivado, documente sus éxitos. Un diario en el que registre sus actividades o una aplicación que visualice su progreso pueden ayudarle a observar su desarrollo y aumentar su motivación. El autocuidado también juega un papel importante en el establecimiento de nuevos hábitos [s76]. Dedique tiempo regularmente a actividades que le brinden placer y recarguen sus reservas emocionales. Esto puede ser un baño relajante, un buen libro o una reunión con amigos. Al cuidar de su bienestar, crea una base positiva para la integración de nuevos patrones de comportamiento. Especialmente en momentos de estrés, es importante prestar atención a sus propias necesidades y darse un capricho. La atención plena también puede ser útil para consolidar nuevos hábitos. Al dirigir su atención de manera consciente al momento presente, puede percibir y controlar mejor sus pensamientos y sentimientos. Ejercicios de respiración, meditation o yoga pueden ayudarle a entrenar su atención plena y mejorar su autoconciencia [s75]. Estas prácticas fomentan la concentración y le ayudan a minimizar las distracciones que podrían impedirle implementar sus nuevos hábitos.

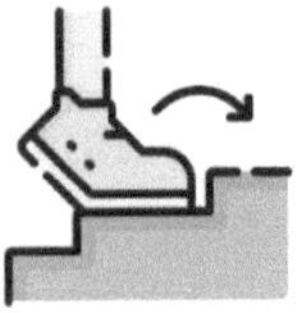

Otro factor importante es el apoyo social. Hable con amigos o familiares sobre sus objetivos y pídales apoyo. Compartir con otros puede ayudarle a mantenerse motivado y enfrentar desafíos. También el intercambio con personas afines que persiguen objetivos similares puede ser inspirador y motivador. En foros en línea o grupos de autoayuda, puede intercambiar experiencias con otros y apoyarse mutuamente. Finalmente, es importante mantenerse flexible y adaptarse a los cambios. Puede suceder que no siempre pueda implementar sus nuevos hábitos a la perfección. No vea tales contratiempos como fracasos, sino como oportunidades para aprender de sus experiencias y ajustar su estrategia [s77]. No olvide que establecer nuevos hábitos es un proceso dinámico que requiere ajustes constantes. Sea paciente consigo mismo y celebre sus éxitos, sin importar cuán pequeños sean.

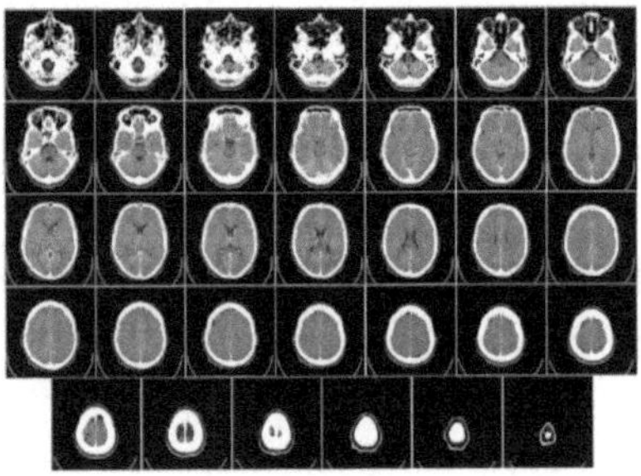

cerebro [i45]

Tasa de éxito en la formación de hábitos

Comparación de implementaciones de hábitos exitosas vs. fallidas.

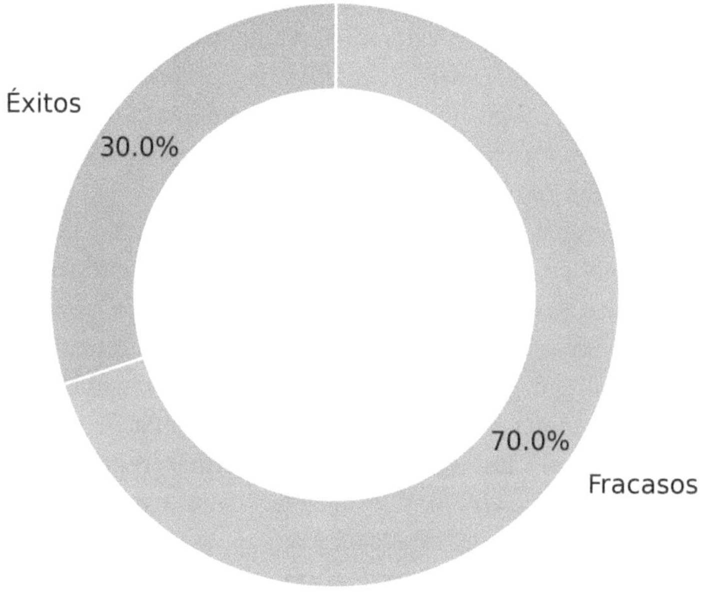

- ÉXI: Éxitos
- FRA: Fracasos

Este gráfico visualiza la distribución típica de éxito y fracaso cuando las personas intentan establecer nuevos hábitos. Una parte significativa de los intentos no tienen éxito, lo que destaca los desafíos inherentes al cambio de comportamiento. Comprender estos desafíos puede informar estrategias para aumentar la probabilidad de una formación de hábitos exitosa, como centrarse en cambios pequeños e incrementales, construir sistemas de apoyo y gestionar las expectativas.

Estabilizar los éxitos

Estabilizar los éxitos y beneficiarse a largo plazo de cambios de comportamiento positivos requiere estrategias específicas. Un factor importante es la reflexión consciente de los progresos logrados. En lugar de centrar el enfoque únicamente en lo que aún queda por alcanzar, debe revisar regularmente sus éxitos y valorarlos. Anote, por ejemplo, en un diario, qué cambios positivos ya ha logrado y qué impacto han tenido en su vida. Este refuerzo positivo fortalece la confianza en uno mismo y consolida la motivación para seguir el camino elegido [s78]. El selbstmitgefuehl también es de gran importancia en este contexto. Perdónese por cualquier tropiezo o retroceso temporal y considere estos como parte del proceso de aprendizaje. En lugar de criticar a sí mismo, concéntrese en las lecciones aprendidas y en cómo puede utilizarlas para futuros desafíos [s78]. Otro aspecto es la integración de los nuevos comportamientos en la vida cotidiana. Relacione las acciones deseadas con rutinas ya establecidas para aumentar la probabilidad de su realización. Si, por ejemplo, desea meditar regularmente, podría hacerlo justo después de levantarse, antes de comenzar otras actividades. A través de esta conexión, el nuevo comportamiento se convierte gradualmente en una parte integral de su rutina diaria. Además, es útil internalizar la motivación para el cambio de comportamiento. Pregúntese qué valores y objetivos personales persigue con el cambio y cómo estos pueden influir positivamente en su bienestar a largo plazo. Al fortalecer la motivación desde adentro, crea una base sostenible para anclar los nuevos comportamientos [s78]. La atención plena y la selbstregulation también juegan un papel crucial en la estabilización de los éxitos. Ejercicios de atención plena, como la respiración consciente o la meditation, le ayudan a percibir y gestionar mejor sus pensamientos y emociones. Esto mejora su capacidad para reaccionar de manera tranquila y serena en situaciones estresantes y evitar

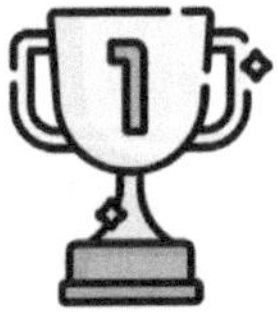

acciones impulsivas. Una mejor autoregulación le permite dirigir su atención hacia los comportamientos deseados y minimizar las distracciones [s78]. Finalmente, es importante mantenerse flexible y adaptarse a las circunstancias cambiantes. Las situaciones de vida y las necesidades pueden cambiar con el tiempo, y puede ser necesario ajustar las estrategias para mantener los éxitos en consecuencia. Manténgase abierto a nuevos conocimientos y esté dispuesto a modificar su enfoque si es necesario.

Bueno saber

Reflexión

La reflexión sobre los propios progresos y éxitos ayuda a mantener la motivación para el cambio de comportamiento y a fortalecer la confianza en uno mismo. Apoya la capacidad de manejar mejor las situaciones de estrés y fomenta la fortaleza mental.

Estabilización de los Éxitos

Visualización de la mejora de la resiliencia al estrés a lo largo del tiempo.

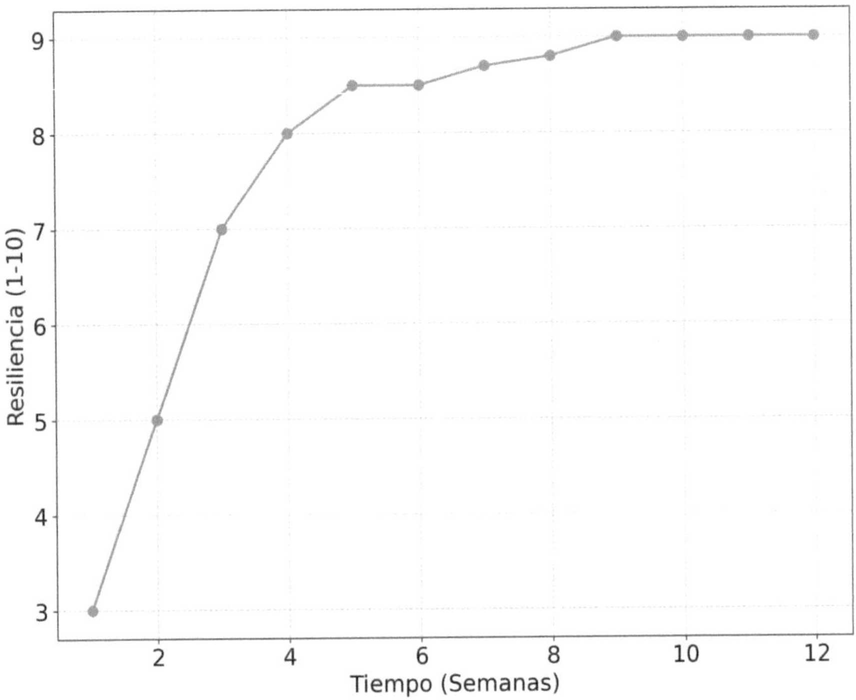

El gráfico muestra un aumento gradual de la resiliencia al estrés, seguido de un período de estabilización, lo que indica una integración exitosa de nuevos mecanismos de afrontamiento y una mayor fortaleza mental. Si bien el progreso inicial puede ser rápido, la nivelación sugiere que mantener estas ganancias requiere un esfuerzo y una práctica continuos. Esta meseta es una señal positiva, no una indicación de fracaso, sino una demostración de resiliencia sostenida.

Evitar recaídas

Las recaídas son una parte normal del proceso de cambio y no deben interpretarse como un fracaso personal. Más bien, ofrecen valiosas oportunidades para revisar y ajustar las propias estrategias. Para reducir su probabilidad, es útil identificar posibles desencadenantes y desarrollar mecanismos de afrontamiento. Por ejemplo, lleve un diario para registrar situaciones, emociones o pensamientos que en el pasado hayan llevado a comportamientos no deseados. Una vez que se identifican estos desencadenantes, puede planificar de antemano cómo desea reaccionar en esos momentos. En lugar de caer en viejos patrones, podría realizar un breve ejercicio de respiración o contactar a una persona de apoyo. La cultivación de emociones positivas también juega un papel importante en la prevención de recaídas. La alegría, la gratitud o la satisfacción actúan como un amortiguador contra las emociones negativas que a menudo preceden a las recaídas [s79]. Por lo tanto, integre regularmente actividades en su vida diaria que le brinden alegría y generen sentimientos positivos. Esto puede ser un paseo por la naturaleza, escuchar su música favorita o reunirse con personas queridas. La experiencia repetida de emociones positivas fortalece la resiliencia emocional y reduce la vulnerabilidad a recaídas [s79]. Además, la práctica de la atención plena puede ayudar a reducir la autoevaluación negativa y la rumiación, que pueden aumentar la probabilidad de una recaída después de un tropiezo [s80]. Los ejercicios de atención plena entrenan la capacidad de percibir pensamientos y sentimientos sin juzgarlos, promoviendo así un manejo más sereno de situaciones difíciles. En un entorno laboral, el desarrollo de atención plena colectiva puede fomentar la atención plena individual, especialmente en momentos de estrés [s81]. El intercambio con colegas sobre estrategias basadas en la atención plena puede fortalecer el apoyo mutuo y facilitar la integración de la atención plena en la vida laboral diaria [s81]. Este enfoque subraya la importancia de un entorno social de apoyo para la implementación y el mantenimiento exitosos de cambios de comportamiento.

Bueno saber

Mecanismos de afrontamiento

Los mecanismos de afrontamiento son estrategias y técnicas utilizadas para manejar el estrés, los desafíos y las emociones difíciles. En el contexto de los cambios de comportamiento, sirven para prevenir recaídas y consolidar nuevos comportamientos positivos.

Atención plena colectiva

La atención plena colectiva se refiere a la práctica compartida de la atención plena en un grupo, por ejemplo, en el entorno laboral. Fomenta el intercambio sobre estrategias basadas en la atención plena, fortalece el apoyo mutuo y facilita la integración de la atención plena en la vida diaria, lo que puede aumentar la resistencia al estrés y el bienestar de todos los involucrados.

Riesgos de recaída y contramedidas

Distribución de los riesgos de recaída y sus estrategias de afrontamiento.

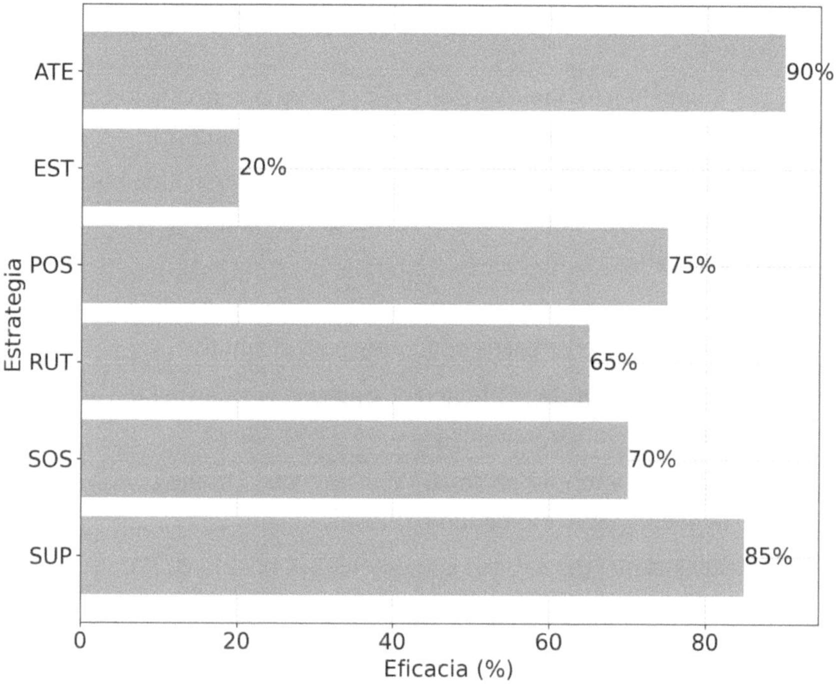

ATE: Atención plena

EST: Manejo del estrés

POS: Autodiálogo positivo

RUT: Rutina y estructura

SOS: Evitación

SUP: Apoyo social

El diagrama de barras horizontal visualiza la eficacia de diferentes estrategias para evitar recaídas en situaciones de estrés. Un valor alto indica una mayor eficacia de la estrategia respectiva. El "Apoyo social" y la "Atención plena" parecen ser particularmente eficaces, mientras que la "Evitación" muestra la menor eficacia. Esto subraya la importancia de los mecanismos de afrontamiento proactivos y la integración social en el manejo del estrés.

Consejos concretos

- Vincule nuevos hábitos que fomenten la resiliencia con rituales existentes. Por ejemplo, integre un breve ejercicio de respiración en su rutina matutina de café.
- Aproveche el poder de la música. Cree una lista de reproducción con canciones motivadoras que le recuerden sus objetivos y su creciente resiliencia.
- Cree un ancla personal de resiliencia. Puede ser un objeto específico, una imagen o una cita que le recuerde su fuerza interior.
- Desarrolle un sistema interno de recompensas. Visualice una imagen positiva o hágase comentarios elogiosos internamente con cada pequeño éxito.
- Maneje los contratiempos de manera consciente. Analice la situación sin juzgarse y derive pasos concretos para el futuro.
- Busque un mentor de resiliencia. Comparta regularmente sus progresos y desafíos con una persona de confianza.
- Desarrolle un símbolo personal de resiliencia. Dibújelo, constrúyalo o visualícelo y actívelo en momentos desafiantes.
- Conecte sus nuevos hábitos con emociones positivas. Por ejemplo, escuche su música favorita mientras hace ejercicio o recompénsese con un baño relajante después de meditar.
- Reflexione sobre sus progresos de manera creativa. Escriba un poema, pinte una imagen o componga una melodía que exprese su desarrollo.
- Integre el movimiento en su reflexión. Salga a caminar y piense en sus progresos y desafíos.

5. 2 Crecimiento personal

El crecimiento personal es un componente central de la resiliencia sostenible al estrés. Permite enfrentar desafíos de manera efectiva y mejorar el bienestar personal. Sin embargo, el camino hacia ello presenta diversas barreras, desde la fijación de objetivos realistas hasta la activación de recursos internos y externos. La continua ampliación de las propias competencias también juega un papel decisivo. Descubra cómo puede activar sus recursos personales y fortalecer su resiliencia.

El desarrollo sostenible de la resiliencia surge de la sinergia entre objetivos claros, la activación de recursos internos y externos, y la expansión continua de las propias competencias.

Establecer objetivos de desarrollo

Establecer objetivos de desarrollo fomenta el crecimiento personal y fortalece la resistencia al estrés. Objetivos claros y medibles ofrecen orientación y motivación. Estructuran la vida diaria y crean una sensación de control [s82]. A través de la autorreflexión, se reconocen las propias reacciones emocionales y cognitivas a los estresores, lo que promueve el desarrollo de la resiliencia [s82]. La definición de valores personales en el marco de la autorreflexión ayuda a alinear los objetivos con las propias creencias [s82]. Los objetivos deben dividirse en pasos más pequeños y manejables. Un objetivo a largo plazo, como aprender un nuevo idioma, puede dividirse en unidades de aprendizaje semanales y revisiones mensuales del progreso. Concentrarse en los pasos individuales facilita mantenerse motivado y experimentar éxitos. La retroalimentación regular ayuda a evaluar el progreso y ajustar los objetivos si es necesario. El apoyo social, ya sea a través de la familia, amigos o un grupo de estudio, puede aumentar la motivación y el éxito [s83]. También el entorno laboral y el apoyo de colegas y supervisores son relevantes para alcanzar los objetivos y desarrollar resiliencia [s83]. Además de los objetivos profesionales, los objetivos personales, como mejorar la condición física o aprender un nuevo pasatiempo, son importantes para el bienestar. La actividad física mejora el estado de ánimo y el bienestar psicológico [s84]. El deporte puede aumentar la autoestima y fomentar la resiliencia al desarrollar habilidades como la perseverancia y la autoeficacia [s84]. Establecer y seguir objetivos deportivos enseña a fijar metas realistas, desarrollar estrategias y adaptarse a los contratiempos [s84]. Practicar la gratitud, anotando aspectos positivos a diario, también fomenta la resiliencia y el bienestar [s85]. La reflexión sobre el sentido y propósito de la vida y vivir de acuerdo con los propios principios también contribuye al desarrollo de la resiliencia [s85]. Las conexiones sociales y las relaciones positivas ayudan a encontrar apoyo y experimentar emociones positivas [s85]. Las emociones positivas juegan un papel importante en la gestión del estrés y el desarrollo de la resiliencia [s86]. Ayudan a regular las emociones negativas y a reducir los efectos

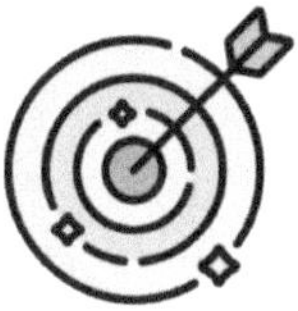

fisiológicos del estrés [s86]. Las personas resilientes utilizan emociones positivas para recuperarse de experiencias negativas y encontrar significados positivos en situaciones difíciles [s86]. La capacidad de utilizar emociones positivas puede ser apoyada por la inteligencia emocional, que permite reconocer y gestionar las propias emociones y las de los demás [s86]. La percepción de amenazas en situaciones estresantes puede afectar la regulación emocional, mientras que las evaluaciones positivas fomentan la resiliencia [s86]. Aprender nuevas habilidades y mejorar las competencias profesionales contribuye a la resiliencia personal al ayudar a manejar mejor el estrés y los desafíos [s83]. La distanciamiento emocional puede ser útil en situaciones difíciles para manejar emociones negativas y fortalecer la resiliencia [s83]. La robustez y el optimismo son características psicológicas importantes para enfrentar desafíos [s83]. Ver los problemas desde diferentes perspectivas y aprender de los errores fomenta el desarrollo de la resiliencia [s85]. Tomar tiempo para uno mismo diariamente y reconocer momentos positivos fortalece el bienestar y la resiliencia [s85].

Bueno saber

Autoeficacia

La autoeficacia describe la creencia de una persona en su capacidad para actuar de manera efectiva en situaciones específicas y lograr los resultados deseados. Un alto nivel de autoeficacia fortalece la motivación para enfrentar desafíos y perseguir objetivos, lo que a su vez promueve la resiliencia.

Autorreflexión

La autorreflexión es el proceso de pensar conscientemente sobre los propios pensamientos, sentimientos, motivos y comportamientos. Permite una mejor comprensión de uno mismo, reconocer fortalezas y debilidades, y fomentar el desarrollo personal de manera intencionada. En el contexto de la resiliencia al estrés, la autorreflexión ayuda a identificar desencadenantes de estrés y patrones de afrontamiento.

Áreas de Crecimiento Personal para la Resiliencia al Estrés

Áreas de enfoque para una mayor fortaleza mental

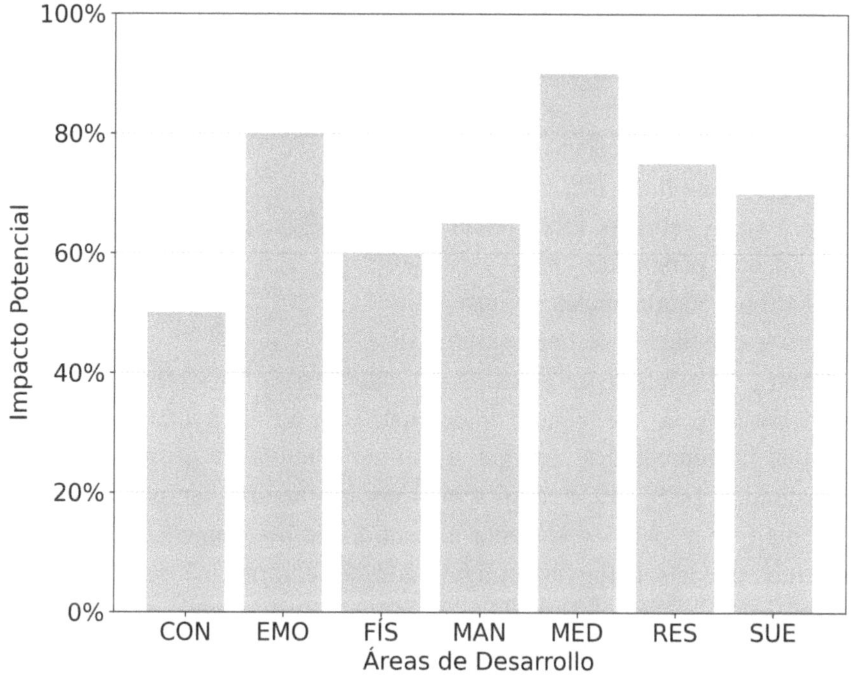

CON: Conexiones Sociales

EMO: Regulación Emocional

FÍS: Salud Física

MAN: Manejo del Tiempo

MED: Mindfulness y Meditación

RES: Entrenamiento de Resiliencia

SUE: Higiene del Sueño

Este gráfico destaca las áreas clave para el desarrollo personal que contribuyen a la resiliencia al estrés y la fortaleza mental. Un enfoque equilibrado en estas áreas puede conducir a mejoras significativas en el manejo del estrés y el bienestar general. Si bien 'Mindfulness y Meditación' muestra el mayor impacto potencial, descuidar otras áreas como 'Salud Física' y 'Conexiones Sociales' podría dificultar el progreso general. Centrarse en las áreas con puntajes más bajos puede crear un enfoque más completo y sostenible para el manejo del estrés.

Activar recursos

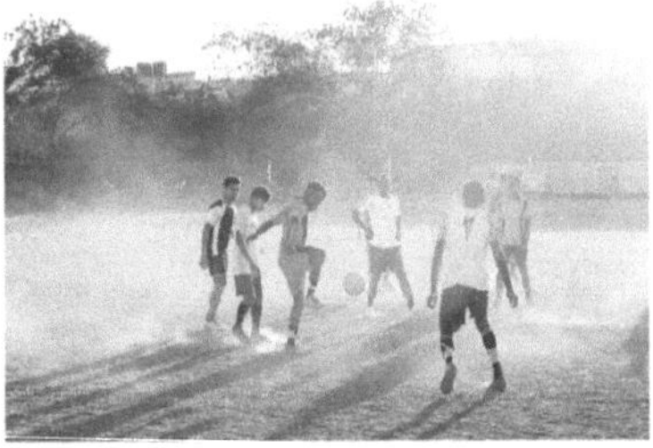

Actividad física [i47]

Activar recursos significa identificar y utilizar fortalezas internas y externas para afrontar las tensiones y mantener el bienestar [s87]. Este proceso implica la percepción consciente y el uso intencionado de habilidades personales, redes sociales y factores ambientales. Entre los recursos personales se encuentran, por ejemplo, el optimismo, las habilidades para resolver problemas, autoeficacia y la inteligencia emocional. Esta última ayuda a entender y regular las emociones, lo que a su vez facilita el afrontamiento de dificultades [s88]. El apoyo social de la familia, amigos o colegas proporciona respaldo y fomenta el sentido de pertenencia. Los recursos externos pueden incluir la configuración del entorno laboral, el acceso a información o la búsqueda de ayuda profesional. Los recursos culturales, como tradiciones o valores, también pueden ofrecer apoyo y orientación [s87]. La actividad física no solo contribuye a la salud física, sino que también fortalece la regulación emocional y actúa como un factor de reducción del estrés [s89]. A través de una mejor regulacion_emocional, se logra recuperarse más rápidamente de experiencias emocionales negativas, en comparación con alguien que tiene esta habilidad menos desarrollada [s90]. Otro aspecto importante es la esperanza, que permite encontrar sentido en la vida y perseguir objetivos [s87]. La activación intencionada de estos diversos recursos fortalece la resiliencia y permite enfrentar desafíos de manera efectiva y promover el propio bienestar.

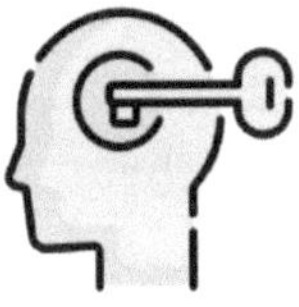

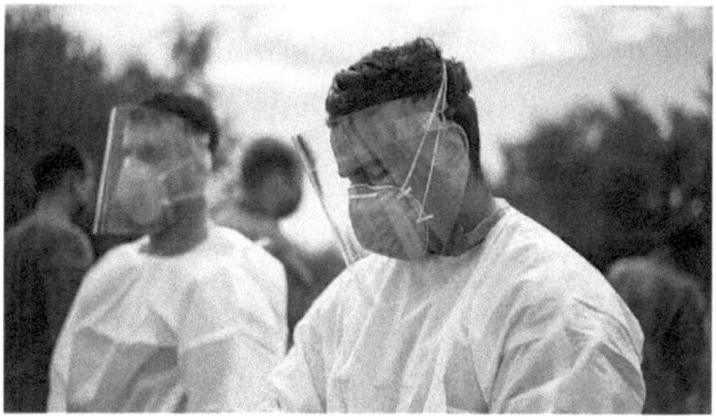

Entorno laboral [i46]

Activación de Recursos para el Crecimiento Personal

Esfuerzo vs. Beneficio de varios recursos para la resiliencia al estrés y la fuerza mental, dimensionados por disponibilidad.

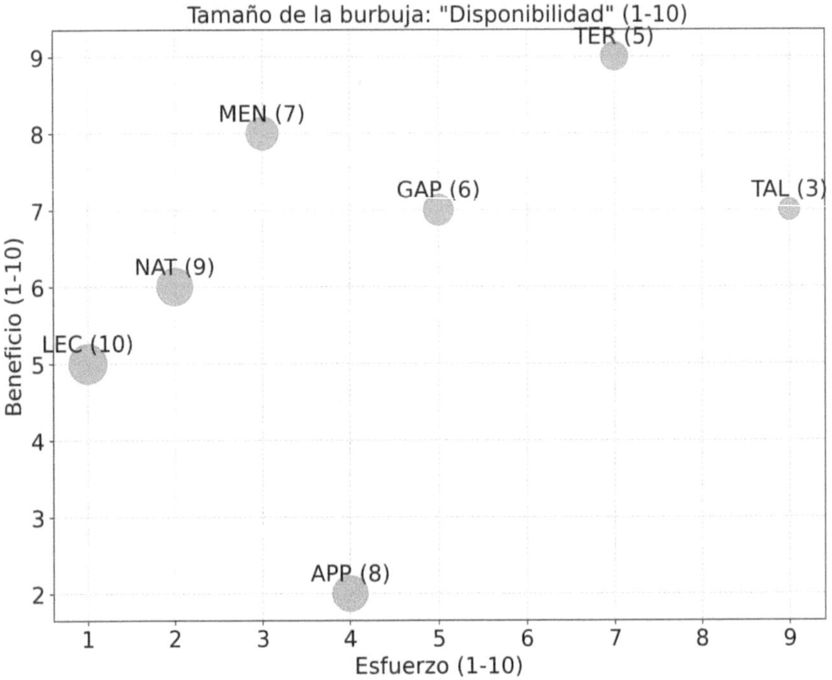

Blasengröße: Disponibilidad (1-10)

APP: Aplicaciones Genéricas

LEC: Lectura/Aprendizaje

NAT: Paseos por la Naturaleza

TER: Sesiones de Terapia

GAP: Grupos de Apoyo

MEN: Ejercicios de Atención Plena

TAL: Talleres Especializados

Este gráfico visualiza las compensaciones entre el esfuerzo y el beneficio al utilizar diferentes recursos para el crecimiento personal. Los recursos de alto beneficio, bajo esfuerzo y buena disponibilidad son ideales. Los recursos con alto esfuerzo deben considerarse si su beneficio supera la inversión. Los recursos de baja disponibilidad, independientemente del beneficio, pueden requerir estrategias alternativas.

Ampliar las competencias

Ampliar las competencias es un proceso dinámico que requiere una disposición continua para aprender y acciones específicas. Este proceso no solo fortalece la experiencia profesional, sino también la resilienz personal y la autoconfianza. La ampliación del espectro de competencias incluye tanto la profundización de habilidades existentes como la adquisición de nuevos conocimientos y destrezas. Un amplio portafolio de competencias permite reacciones más flexibles ante cambios y aumenta la capacidad de adaptación a nuevos desafíos. La adquisición de nuevas competencias puede llevarse a cabo de diversas maneras, por ejemplo, a través de formación continua, aprendizaje autodirigido o acumulando experiencias prácticas en la vida laboral. Es útil definir claramente los objetivos de aprendizaje y dividir el proceso de aprendizaje en etapas manejables. La reflexión regular sobre el progreso del aprendizaje y la adaptación de la estrategia de aprendizaje a las necesidades individuales garantizan un desarrollo efectivo de competencias. El desarrollo de la resiliencia se fomenta a través de experiencias personales y profesionales que mejoran la fortaleza psicológica [s91]. Las experiencias adquiridas en el entorno laboral ofrecen valiosas oportunidades de aprendizaje y contribuyen al fortalecimiento de la capacidad de resolución de problemas. Superar con éxito los desafíos laborales refuerza la autoconfianza y promueve la certeza de poder enfrentar dificultades futuras. Las emociones positivas juegan un papel importante en la gestión del estrés y el desarrollo de la resiliencia, ya que ayudan a regular las emociones negativas y a encontrar significados positivos en situaciones difíciles [s92]. La capacidad de utilizar emociones positivas para recuperarse de experiencias negativas es una característica de la resiliencia psicológica [s92]. Las emociones positivas amplían el pensamiento y la acción, construyendo así recursos personales que, a su vez, fortalecen la resiliencia [s92]. El compromiso activo con nuevos temas y la asunción de nuevas responsabilidades en el contexto laboral fomentan el desarrollo de competencias y, al mismo tiempo, refuerzan la resiliencia. La ampliación del espectro de competencias contribuye a aumentar el propio valor en el mercado y a abrir nuevas oportunidades de carrera. La disposición a formarse continuamente y adquirir nuevas competencias señala compromiso y adaptabilidad. Además de las competencias técnicas, las competencias sociales y emocionales también son relevantes para el desarrollo personal y profesional. La capacidad de comunicarse de manera efectiva, resolver conflictos de manera constructiva y colaborar en equipos contribuye significativamente al éxito profesional y a la satisfacción personal. La promoción específica de estas competencias fortalece la resiliencia y el bienestar. El desarrollo de la resiliencia a través del deporte puede ser especialmente beneficioso en contextos terapéuticos [s93]. La integración de achtsamkeit en el deporte puede mejorar la salud mental y el rendimiento [s93]. La dimensión social del deporte contribuye a mejorar las habilidades sociales y a crear un sentido de comunidad [s93].

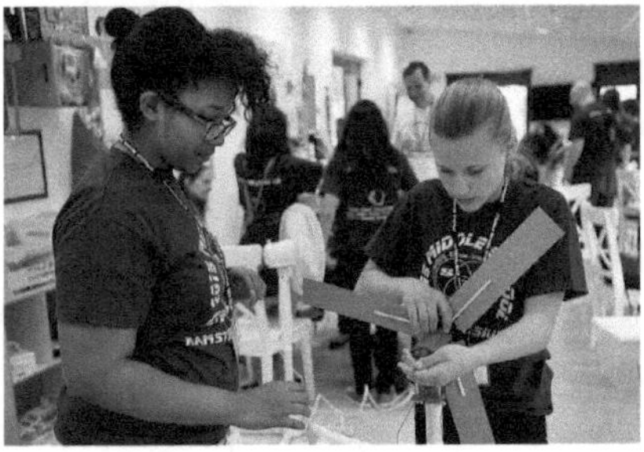

Capacidad de resolución de problemas [i48]

Bueno saber

Portafolio de competencias

Un portafolio de competencias es la totalidad de habilidades, conocimientos y experiencias de una persona. Un amplio portafolio de competencias aumenta la adaptabilidad y abre nuevas oportunidades.

Distribución de habilidades de resiliencia y fortaleza mental

Distribución de las habilidades que contribuyen a la resiliencia y la fortaleza mental.

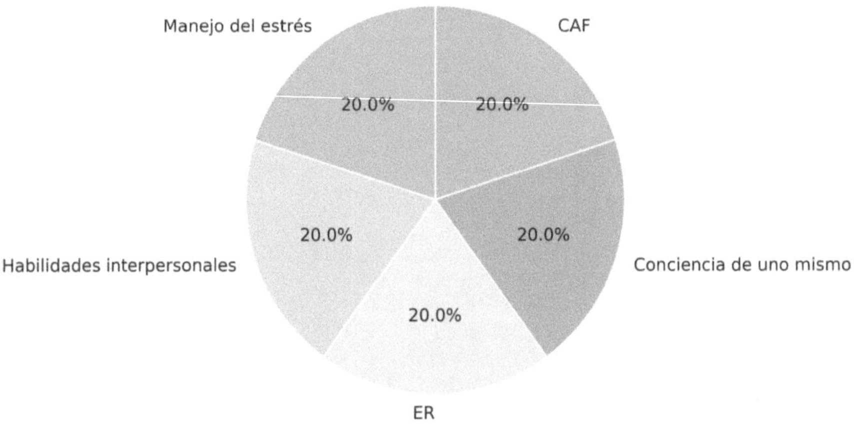

CAF: Flexibilidad Cognitiva

ER: Regulación de las emociones

Manejo del estrés: Manejo del estrés

Conciencia de uno mismo: Conciencia de uno mismo

Habilidades interpersonales: Habilidades interpersonales

Este gráfico visualiza el desarrollo equilibrado de habilidades clave para la resiliencia al estrés y la fortaleza mental. Una base sólida en la conciencia de uno mismo permite una regulación efectiva de las emociones y respuestas conscientes al estrés. La flexibilidad cognitiva ayuda a adaptarse a los desafíos, mientras que las sólidas habilidades interpersonales facilitan el apoyo y la conexión. Las técnicas proactivas de manejo del estrés completan el conjunto de habilidades, promoviendo el bienestar general y la resiliencia.

Consejos concretos

- Conéctate con tu futuro yo resiliente. Imagina cómo enfrentas los desafíos con confianza y sales fortalecido de ellos.
- Desarrolla una "metáfora de resiliencia", una imagen o una historia que represente tu desarrollo personal y te brinde fuerza.
- Crea un "refugio interior", un lugar en tu mente donde encuentres calma y fortaleza cuando te sientas abrumado.
- Transforma los diálogos internos negativos en afirmaciones positivas. Reemplaza "No puedo hacer esto" por "Encontraré una manera".
- Practica la "alquimia emocional". Convierte emociones negativas como el miedo o la ira en energía positiva y utilízala para tu crecimiento personal.
- Desarrolla una "respiración de resiliencia". Encuentra un ritmo de respiración que te calme y te brinde fuerza. Por ejemplo, inhala profundamente por el abdomen y exhala lentamente.
- Entrena tu "resiliencia mental" como un músculo. Enfréntate regularmente a pequeños desafíos y reflexiona sobre tus experiencias de aprendizaje.
- Considera los desafíos como oportunidades de aprendizaje. Pregúntate: "¿Qué puedo aprender de esta situación para ser aún más resiliente en el futuro?

5. 3 Cuidar la salud mental

Cuidar la salud mental es esencial para el desarrollo sostenible de la resiliencia. Influye en nuestra capacidad para manejar el estrés y superar crisis vitales. El autocuidado exitoso abarca diversas áreas, desde las relaciones sociales y actividades recreativas hasta la creación de relaciones satisfactorias y el desarrollo de un sentido de vida. Sin embargo, el camino hacia ello requiere un esfuerzo y una adaptación continuos. Descubra en este capítulo cómo fortalecer su salud mental y promover su resiliencia de manera sostenible.

El autocuidado sostenible es como la jardinería: requiere un cuidado continuo para fomentar y mantener el bienestar y la resiliencia a largo plazo.

Practicar el autocuidado

El autocuidado abarca estrategias y actividades que promueven y mantienen el bienestar personal. Sirve para construir resilienz y fortaleza mental, y actúa de manera preventiva contra las consecuencias del estrés. El autocuidado incluye diversas dimensiones [s94]. Los contactos sociales, como las relaciones familiares cercanas y las amistades, tienen un impacto positivo en la salud mental y pueden reducir el riesgo de depresión [s94]. La resiliencia psicológica, es decir, la capacidad de regular las emociones y manejar el estrés, está estrechamente relacionada con la salud mental y física [s94]. Prácticas culturales o espirituales, como la meditación o el yoga, también pueden aumentar el bienestar [s94]. El autocuidado no es un evento único, sino un proceso continuo que requiere atención y adaptación [s95]. Al igual que el cuidado de un jardín, el bienestar personal también necesita atención e inversión regular. Las actividades de ocio que brindan placer mejoran el bienestar psicológico y físico [s96]. Estas pueden incluir actividades deportivas, pasatiempos creativos o la asistencia a eventos culturales. Quienes participan regularmente en actividades recreativas agradables suelen registrar valores de presión arterial más bajos y una mejor función física [s96]. Estas actividades sirven como "pausas" en la vida cotidiana y fomentan emociones positivas [s96]. El autocuidado también es relevante en el contexto laboral para manejar el estrés relacionado con el trabajo y mantener la satisfacción profesional [s95]. Las interventionen que fomentan la resiliencia pueden complementar las estructuras de apoyo existentes [s95]. Es importante una comunicación clara sobre las condiciones de estas medidas para evitar la estigmatización [s95]. El apoyo en el entorno laboral, como la capacitación y la retroalimentación, puede fomentar la resiliencia [s97]. La capacidad de ofrecer y aceptar apoyo emocional también es relevante para la resiliencia, especialmente en tiempos de crisis [s97]. La integración de la promoción de la resiliencia en la estrategia general de bienestar de los empleados asegura la efectividad a largo plazo

[s95]. Las relaciones cercanas y afectuosas son importantes para la salud y el bienestar en todas las etapas de la vida [s98]. El apoyo en tiempos de crisis no solo ayuda a mitigar los efectos negativos del estrés, sino que también permite salir fortalecido de situaciones difíciles [s98]. Al mismo tiempo, el apoyo en la búsqueda de oportunidades de crecimiento anima a las personas a involucrarse activamente con las posibilidades de vida y a perseguir objetivos personales [s98]. La calidad del apoyo, especialmente el apoyo sensible y receptivo, es crucial [s98]. La actividad física regular mejora la regulación emocional y el bienestar general al estimular la liberación de neurotransmittern como serotonina y dopamina [s99]. El deporte puede actuar de manera preventiva contra la depresión, elevar el estado de ánimo y reducir el estrés [s99]. Los deportes en equipo pueden fortalecer la autoestima, ya que fomentan el sentido de comunidad y el apoyo social [s99]. Además, el entorno en el que se practica el deporte influye en el bienestar, siendo los entornos naturales especialmente beneficiosos [s99].

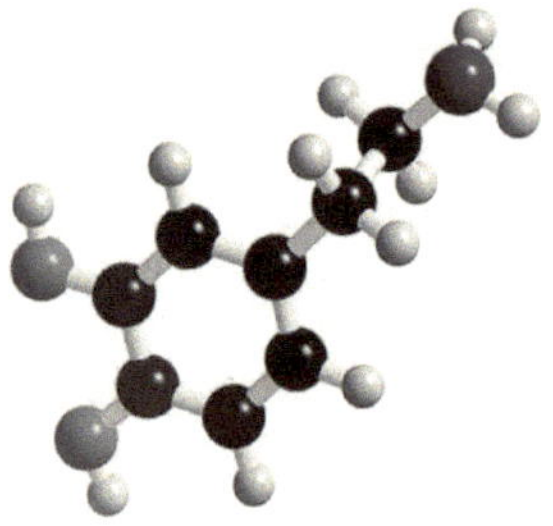

Dopamina [i49]

Bueno saber

Dopamina

La dopamina es un neurotransmisor asociado con la motivación, la recompensa y el placer. Juega un papel en los procesos de aprendizaje, la concentración y el control del movimiento. La falta de dopamina puede llevar a la falta de energía, dificultades de concentración y Parkinson.

Estigmatización

La estigmatización relacionada con la salud mental se refiere a actitudes negativas, prejuicios y discriminación hacia personas con trastornos mentales. Puede llevar a que los afectados se sientan avergonzados, oculten sus problemas y no busquen ayuda.

Serotonina

La serotonina es un neurotransmisor que juega un papel importante en la regulación del estado de ánimo, el ritmo sueño-vigilia y el apetito. La falta de serotonina se asocia con la depresión, la ansiedad y los trastornos del sueño.

Cuidado Personal para la Fortaleza Mental

Distribución de las prácticas de cuidado personal para la resiliencia al estrés.

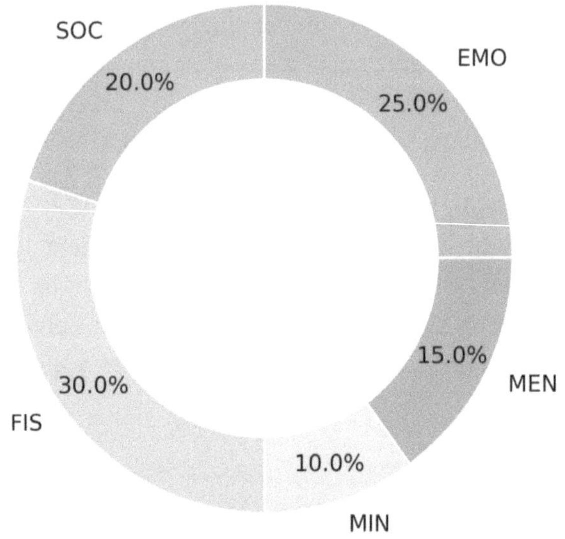

EMO: Regulación Emocional (Mindfulness, Diario)

MEN: Estimulación Mental (Aprendizaje, Rompecabezas)

SOC: Conexión Social (Relaciones Significativas)

FIS: Bienestar Físico (Sueño, Nutrición, Ejercicio)

MIN: Prácticas Conscientes (Meditación, Yoga)

Este gráfico destaca la importancia de un enfoque equilibrado del cuidado personal. Si bien el bienestar físico constituye una base importante, las prácticas emocionales y mentales desempeñan un papel crucial en la construcción de la resiliencia al estrés y la fortaleza mental. La conexión social contribuye a un sentido de pertenencia y apoyo, mejorando aún más el bienestar general. Priorizar las prácticas conscientes fomenta la conciencia del momento presente, reduciendo la reactividad al estrés. Finalmente, el compromiso intelectual fomenta el crecimiento continuo y un sentido de propósito, lo que contribuye a la fortaleza mental.

Construir relaciones

Las relaciones sociales influyen de manera significativa en la salud y el bienestar. Conexiones positivas y de apoyo tienen un efecto protector, mientras que la aislamiento social o relaciones conflictivas pueden ser perjudiciales para la salud [s100]. El estrés crónico en las relaciones puede llevar a comportamientos poco saludables, como un aumento en el consumo de sustancias o la falta de ejercicio, y aumentar el riesgo de cargas psicológicas [s100]. Los efectos de los problemas de relación no solo se manifiestan a corto plazo, sino que pueden afectar la salud a largo plazo [s100]. Por lo tanto, es importante trabajar activamente en la construcción y el mantenimiento de relaciones saludables. Esto incluye abordar los conflictos de manera constructiva, establecer límites y aceptar apoyo. Una red de apoyo de familiares y amigos puede proporcionar estabilidad en tiempos desafiantes y fortalecer la resiliencia. La calidad de la pareja también tiene un impacto significativo en el bienestar. Una relación estable y amorosa puede contribuir a una mayor satisfacción con la vida y una mejor salud [s101]. Los hermanos, a menudo un factor subestimado, también pueden ser una fuente importante de apoyo y respaldo emocional, especialmente cuando la relación está marcada por la cercanía [s101]. Un ejemplo de esto es el apoyo de los hermanos durante una crisis vital, que puede facilitar el manejo de esta situación. Por lo tanto, invertir en buenas relaciones es invertir en la propia salud.

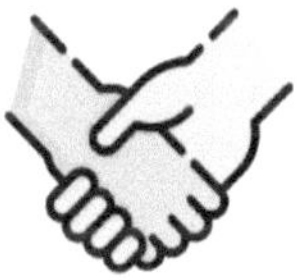

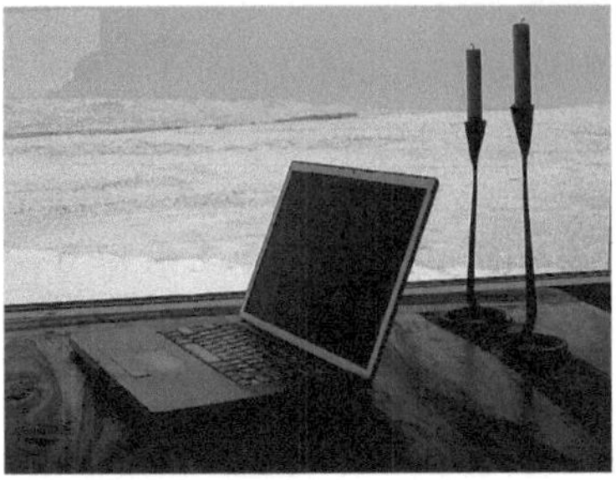

Aislamiento social [i50]

Cargas psicológicas

El estrés, la ansiedad o la depresión pueden afectar la fortaleza mental y reducir la capacidad para manejar el estrés. La ayuda profesional y el uso de técnicas de relajación pueden ayudar a reducir las cargas psicológicas y fortalecer la resiliencia.

Crisis vital

Eventos difíciles de la vida, como la pérdida de empleo, enfermedad o separación, pueden afectar gravemente la estabilidad psicológica. El apoyo de familiares y amigos, así como la asesoría profesional, pueden ayudar a enfrentar estas crisis y salir fortalecido.

Aislamiento social

La falta de contacto social y el apoyo social insuficiente pueden afectar negativamente la salud mental y aumentar el riesgo de enfermedades relacionadas con el estrés. La participación social activa y la construcción de una red de apoyo son importantes para el manejo del estrés.

Relaciones conflictivas

Las disputas persistentes y los conflictos no resueltos en las relaciones afectan la psique y debilitan la resistencia al estrés. La resolución constructiva de conflictos y la comunicación clara pueden mejorar la calidad de la relación y aumentar el bienestar.

Calidad de la relación y Fortaleza mental

Influencia de las relaciones en la fortaleza mental.

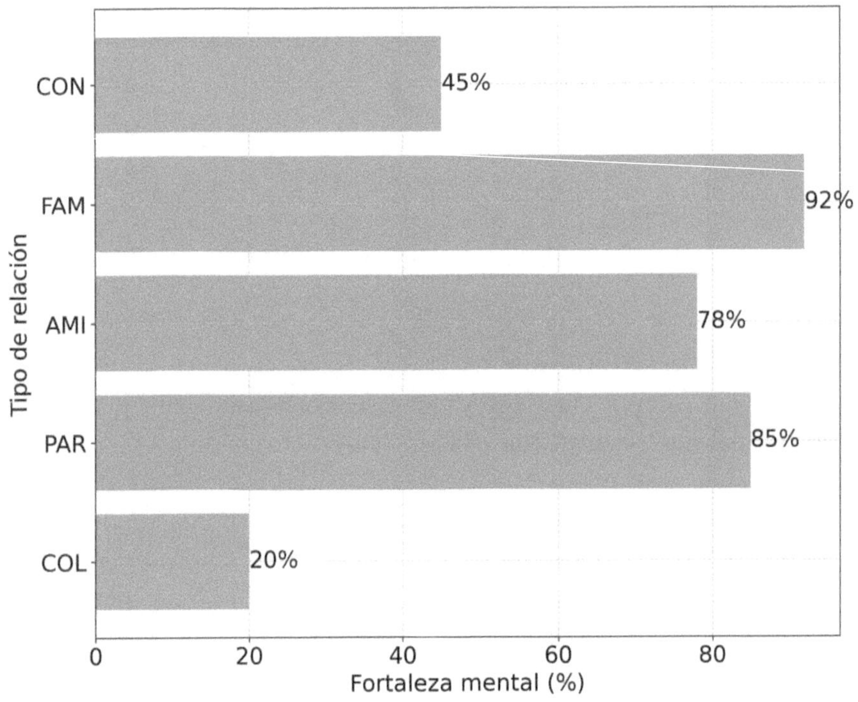

AMI: Amigos

CON: Conocidos

PAR: Pareja

COL: Colegas

FAM: Familia

Las relaciones estrechas (familia, amigos) se correlacionan fuertemente con una mayor fortaleza mental. Los conocidos y los contactos superficiales parecen tener menos influencia. Por lo tanto, la inversión en relaciones de alta calidad puede influir positivamente en la resistencia al estrés.

Desarrollar el sentido de la vida

La búsqueda de sentido en la vida está estrechamente relacionada con la capacidad de cultivar relaciones satisfactorias y perseguir objetivos personales. Las conexiones sociales fuertes no solo ofrecen apoyo emocional en tiempos de crisis, sino que también fomentan el crecimiento personal y el desarrollo de bewaeltigungsstrategien [s102]. Este apoyo permite enfrentar desafíos y salir fortalecido de ellos. Anima a aprovechar activamente las oportunidades de vida y a definir objetivos propios, lo que a su vez aumenta el sentido de la vida [s102]. Por ejemplo, quien comparte sus objetivos profesionales con la familia y recibe su apoyo puede encontrar más satisfacción no solo en el trabajo, sino también en la relación. La calidad de las relaciones, especialmente la capacidad de ofrecer y aceptar apoyo, es crucial. Al mismo tiempo, es importante no perder de vista las propias necesidades y objetivos, y estructurar las relaciones de manera que fomenten el desarrollo personal [s102]. Un equilibrio entre dar y recibir en las relaciones, así como la gestión activa de estas conexiones, contribuyen significativamente a la búsqueda de sentido y al bienestar personal. Las relaciones familiares juegan un papel especial, ya que ofrecen apoyo social y recursos a lo largo de toda la vida, promoviendo el bienestar [s103]. La calidad de estas relaciones,

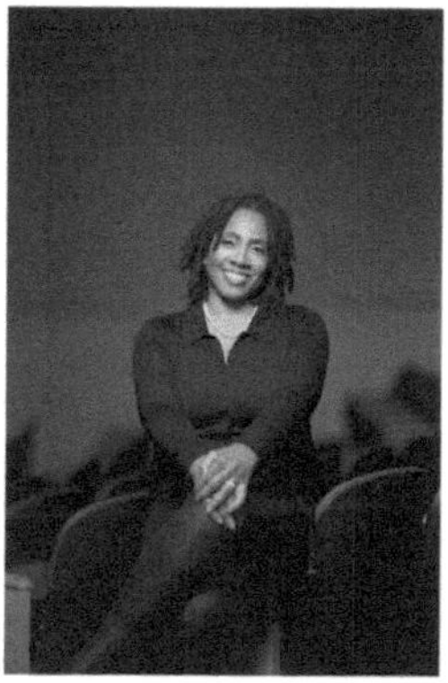

Crecimiento personal [i51]

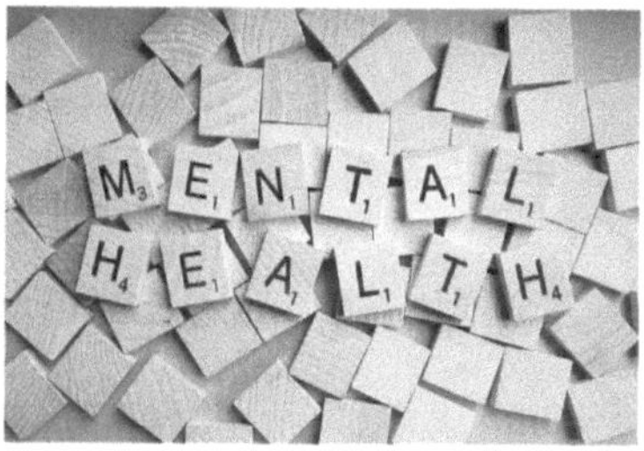

Salud mental [i52]

tanto dentro de la familia nuclear como entre generaciones, influye en la salud mental y física [s103]. Un matrimonio feliz, por ejemplo, puede aumentar significativamente la calidad de vida y, por ende, contribuir indirectamente a la búsqueda de sentido [s103]. La integración del tema de la salud mental en los planes de estudio escolares puede aumentar la conciencia sobre la importancia de las relaciones y la competencia emocional, proporcionando a los estudiantes herramientas tempranas para manejar sus emociones y el estrés [s104]. Un enfoque holístico que considere el desarrollo emocional, social y psicológico puede sentar las bases para relaciones estables y una auto-percepción positiva, lo que a su vez facilita la búsqueda de sentido en la vida posterior [s104].

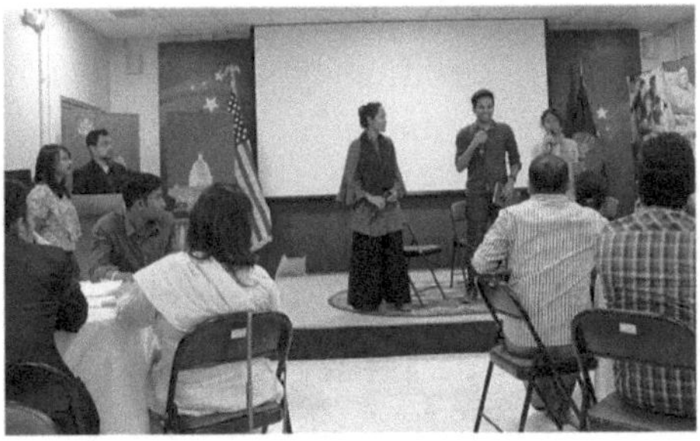

Inteligencia emocional [i53]

Resiliencia al estrés y bienestar mental a lo largo del tiempo

Correlación entre la resiliencia al estrés y el bienestar mental durante un programa.

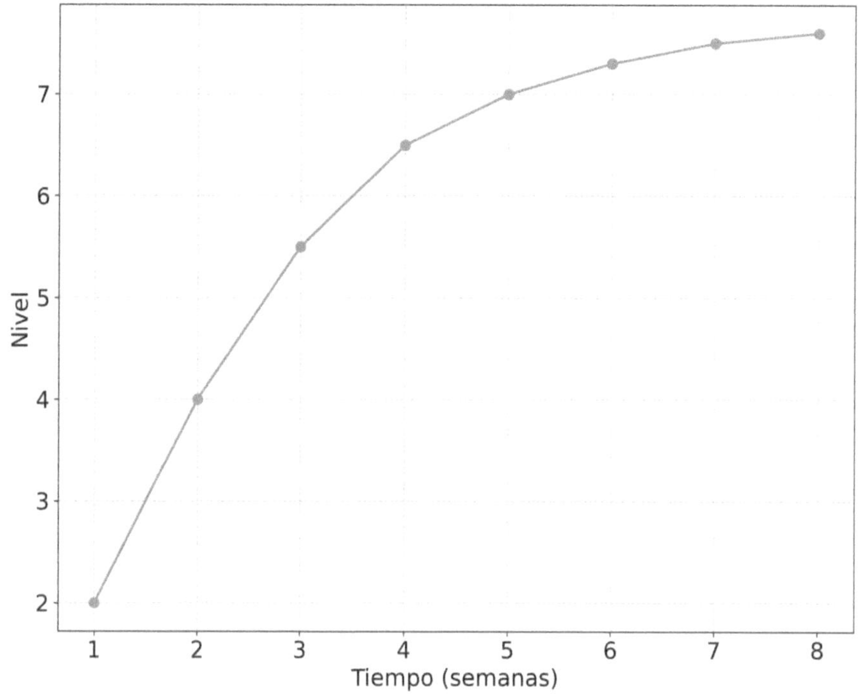

El gráfico muestra una correlación positiva entre el aumento de la resiliencia al estrés y la mejora del bienestar mental. A medida que crece la resiliencia al estrés, también lo hace el bienestar mental, lo que sugiere que centrarse en las técnicas de gestión del estrés puede tener un impacto positivo en la salud mental general. Las ganancias iniciales son más pronunciadas, lo que indica que la intervención temprana y la práctica constante son cruciales. La meseta sugiere que mantener niveles altos requiere un esfuerzo continuo y un refinamiento de los mecanismos de afrontamiento.

Consejos concretos

- Teje tus fortalezas personales en un manto imaginario que te envuelva en situaciones desafiantes.
- Desarrolla un símbolo personal de resiliencia y llévalo como un recordatorio de tu fuerza interior, por ejemplo, una piedra especial.
- Crea un "cofre del tesoro mental", lleno de recuerdos positivos y experiencias de éxito que puedas abrir en tiempos difíciles.
- Considera tu cuerpo como un aliado. Siente cómo te brinda fuerza a través de la respiración consciente y el movimiento atento.
- Alinea tu brújula interna con tus valores. ¿Qué objetivos dan sentido y dirección a tu vida?
- Planta simbólicamente una "semilla de resiliencia" y cuídala a través del autocuidado diario, como si cuidaras de una delicada plantita.
- Desarrolla una "sonrisa interna". Sonríete a ti mismo y siente cómo este gesto ilumina tu estado de ánimo y activa tu fuerza interior.
- Encuentra tu "lugar de poder" en la naturaleza. Pasa tiempo allí regularmente para recargar tus energías y agudizar tus sentidos.
- Escríbete una "carta de resiliencia", en la que reconozcas tus progresos y te animes para los desafíos futuros.
- Transforma los desafíos en "entrenamiento de resiliencia". Considera cada situación difícil como una oportunidad para fortalecer tu resistencia y crecer a partir de ella.

Revisión - 5. Desarrollo sostenible de la resiliencia

El desarrollo sostenible de la resiliencia no es un proyecto único, sino un proceso continuo de autogestión que le permite no solo afrontar el estrés, sino utilizarlo como un catalizador para el crecimiento personal. Construir fortaleza mental requiere establecer hábitos saludables que fomenten su resistencia. Comience con pequeños pasos realistas, como una breve meditación diaria o un paseo por la naturaleza. Integre estas nuevas rutinas firmemente en su vida diaria, vinculándolas con hábitos existentes. Documente su progreso para mantener su motivación y valorar sus logros. Preste especial atención a sus necesidades y tómese descansos regularmente para recargar sus reservas emocionales. Así, creará una base sólida para cambios sostenibles.

Para estabilizar sus éxitos a largo plazo, la autorreflexión es esencial. Analice su progreso e identifique factores que influyan positivamente en su bienestar. Vincule sus nuevos hábitos con sus valores y objetivos personales para fortalecer su motivación intrínseca. Practique la autocompasión y acepte los contratiempos como parte del proceso de aprendizaje. La atención plena y la autorregulación le ayudarán a percibir y gestionar conscientemente sus pensamientos y emociones, para reaccionar con calma en situaciones estresantes. Manténgase flexible y ajuste sus estrategias a las circunstancias cambiantes de la vida. Así, consolidará sus avances y desarrollará una resiliencia robusta.

Un aspecto importante del desarrollo sostenible de la resiliencia es la prevención de recaídas. Identifique posibles desencadenantes de estrés y desarrolle mecanismos de afrontamiento individuales. Cultive emociones positivas practicando regularmente actividades que le brinden alegría. La atención plena le ayuda a reconocer y romper patrones de pensamiento negativos. Busque el apoyo de amigos, familiares o colegas y comparta sus experiencias. Un entorno social de apoyo fortalece su resiliencia y le ayuda a enfrentar desafíos con éxito. Recuerde que las recaídas no son fracasos, sino valiosas oportunidades de aprendizaje.

El desarrollo de un sentido de vida, el cuidado de relaciones satisfactorias y la continua ampliación de sus competencias son otros pilares de la resiliencia sostenible. Establezca objetivos de desarrollo realistas que se alineen con sus valores y persíguelos paso a paso. Activa sus recursos, tanto fortalezas internas como el optimismo y la autoeficacia, como recursos externos como el apoyo social y la asesoría profesional. Practique regularmente el autocuidado para fortalecer su salud física y mental. Gestione activamente sus relaciones de manera constructiva para construir una red social de apoyo. Al integrar estas estrategias en su vida, invierte en su resiliencia a largo plazo y establece las bases para una vida plena y resistente al estrés. Notará que con cada paso que da, se vuelve más fuerte y resistente.

Ofertas adicionales gratuitas planificadas

Nos complace poder ofrecerle en el futuro materiales complementarios gratuitos para este libro:

- Un capítulo bonus exclusivo con contenido adicional
- Un resumen compacto de todo el libro en formato PDF
- Una versión de radioteatro (En Planificación)

Se prevé que estos materiales se publiquen en 2025.
Le invitamos a visitar nuestro sitio web hoy mismo. Cuando se lance nuestro servicio de boletín (previsto para 2025), podrá registrarse para recibir actualizaciones y no perderse ninguna novedad sobre las ofertas adicionales gratuitas.

www.SaageBooks.com/es/
manejo_del_estres_y_resistencia_emocional-bonus-STV43T

Estimados lectores,

Nos sentimos profundamente honrados de que hayan dedicado tiempo a leer nuestro libro de principio a fin. Nuestro mayor deseo es proporcionarles ideas valiosas y orientación práctica. Su confianza en nuestro trabajo significa mucho para nosotros. Esperamos que la lectura haya sido enriquecedora para ustedes. Si tienen alguna pregunta o sugerencia, no duden en contactarnos a través de nuestro sitio web.

Si han disfrutado de este libro, agradeceríamos enormemente una reseña honesta. Pueden dejar fácilmente su valoración honesta en la plataforma de venta donde compraron el libro.
¡Gracias por su apoyo!

Bendis Saage

Saage Media GmbH - Equipo

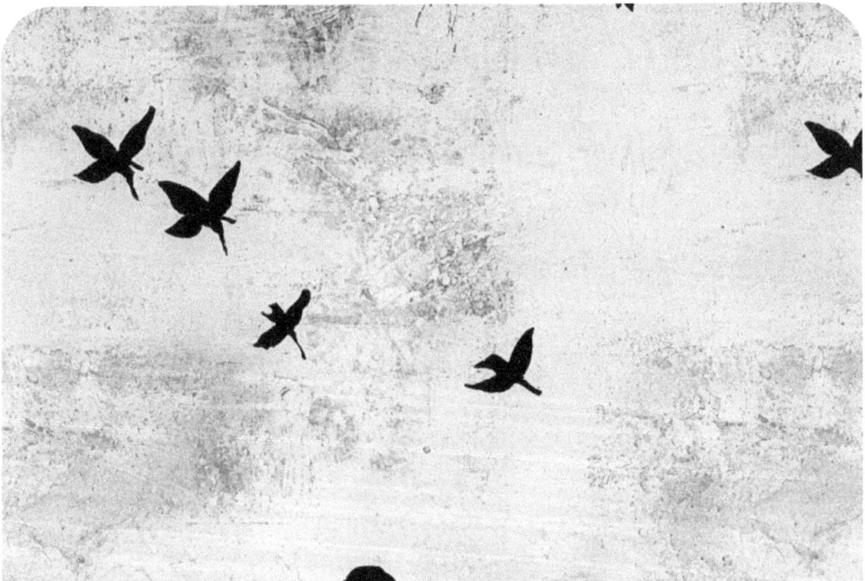

www.SaageBooks.com/es

¡Descubre más! Nuestro sitio web editorial te ofrece una variada selección de libros adicionales. Además de contenido gratuito y materiales exclusivos de bonificación, encontrarás información detallada sobre nuestras obras. Explora nuestra extensa oferta digital y déjate inspirar por experiencias adicionales de lectura.

www.SaageBooks.com/es

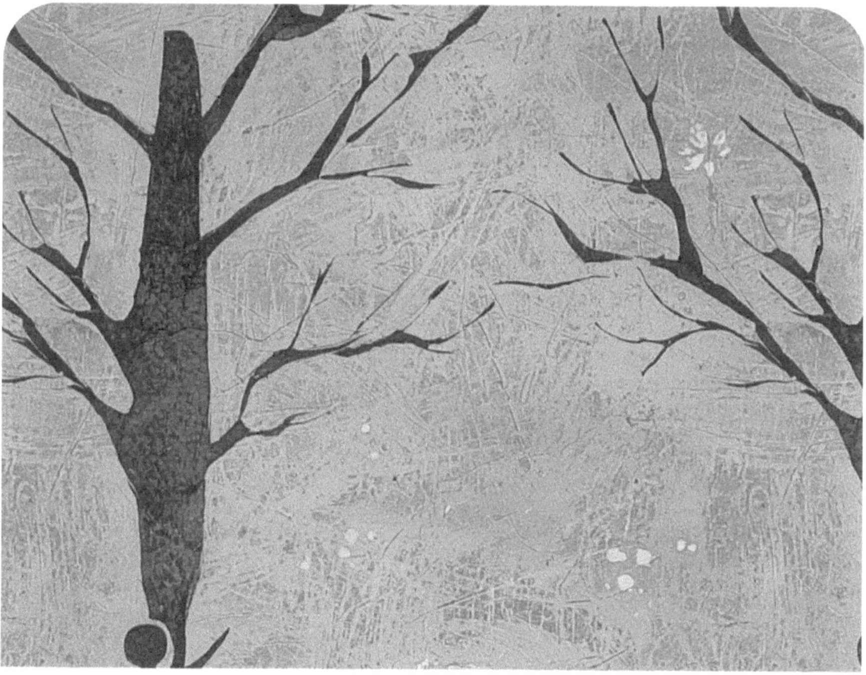

Fuentes

Nuestro sincero agradecimiento a todos los autores de las fuentes científicas y no científicas citadas, a los operadores de los sitios web referenciados y a los creadores de las imágenes, gráficos y estudios utilizados, cuyo valioso trabajo ha contribuido a la creación de este libro.

Para más información, le recomendamos visitar los sitios web de las fuentes.

Si descubre errores de asignación u otras inconsistencias, por favor contáctenos.

Todas las fuentes fueron consultadas por última vez el: 2025-02-15

[s1] - https://pmc.ncbi.nlm.nih.gov/articles/PMC10078775/

Autor:	Samantha Leigh Falon, Scott Hoare, Maria Kangas, Monique Frances Crane	**Título:**	The coping insights evident through self-reflection on stressful military training events: Qualitative evidence from self-reflection journals
por:	Macquarie University	**DOI:**	10.1002/smi.3141
Fecha:	2022 Mar 21	**Sitio web:**	PubMed Central (PMC)
Editorial:	Stress and Health		

[s2] - https://pmc.ncbi.nlm.nih.gov/articles/PMC7647439/

Autor:	Zev Schuman-Olivier, Marcelo Trombka, David A Lovas, Judson A Brewer, David R Vago, Richa Gawande, Julie P Dunne, Sara W Lazar, Eric B Loucks, Carl Fulwiler	**Título:**	Mindfulness and Behavior Change
DOI:	10.1097/HRP.0000000000000277	**Fecha:**	2020 Nov 6
Sitio web:	PMC		

[s3] - https://pmc.ncbi.nlm.nih.gov/articles/PMC6464102/

Autor:	Isabella Helmreich, Angela Kunzler, Andrea Chmitorz, Jochem König, Harald Binder, Michèle Wessa, Klaus Lieb	**Título:**	Psychological interventions for resilience enhancement in adults
por:	University Medical Center of the Johannes Gutenberg University Mainz	**DOI:**	10.1002/14651858.CD012527
Fecha:	2017 Feb 2	**Sitio web:**	PubMed Central (PMC)
Editorial:	The Cochrane Database of Systematic Reviews		

[s4] - https://pmc.ncbi.nlm.nih.gov/articles/PMC4185134/
Autor: Steven M Southwick, George A Bonanno, Ann S Masten, Catherine Panter-Brick, Rachel Yehuda
Título: Resilience definitions, theory, and challenges: interdisciplinary perspectives
DOI: 10.3402/ejpt.v5.25338
Fecha: 2014 Oct 1
Sitio web: PubMed Central (PMC)
Editorial: European Journal of Psychotraumatology

[s5] - https://pmc.ncbi.nlm.nih.gov/articles/PMC3894304/
Autor: Matthew A Stults-Kolehmainen, Rajita Sinha
Título: The Effects of Stress on Physical Activity and Exercise
por: Yale University School of Medicine
DOI: 10.1007/s40279-013-0090-5
Fecha: 2014 Jan
Sitio web: PubMed Central (PMC)

[s6] - https://pmc.ncbi.nlm.nih.gov/articles/PMC10819297/
Autor: Alexandra Martín-Rodríguez, Laura Augusta Gostian-Ropotin, Ana Isabel Beltrán-Velasco, Noelia Belando-Pedreño, Juan Antonio Simón, Clara López-Mora, Eduardo Navarro-Jiménez, José Francisco Tornero-Aguilera, Vicente Javier Clemente-Suárez
Título: Sporting Mind: The Interplay of Physical Activity and Psychological Health
por: Universidad Europea de Madrid, Nebrija University, Universidad Politécnica de Madrid, Universidad Europea de Valencia, Universidad Simón Bolívar, Universidad de la Costa
DOI: 10.3390/sports12010037
Fecha: 2024 Jan 22
Sitio web: PMC (PubMed Central)
Editorial: MDPI

[s7] - https://pmc.ncbi.nlm.nih.gov/articles/PMC3679190/
Autor: Shian-Ling Keng, Moria J Smoski, Clive J Robins
Título: Effects of Mindfulness on Psychological Health: A Review of Empirical Studies
por: PubMed Central (PMC)
DOI: 10.1016/j.cpr.2011.04.006
Fecha: 2011 May 13
Sitio web: PMC
Editorial: Clinical psychology review

[s8] - https://pmc.ncbi.nlm.nih.gov/articles/PMC3894304/
Autor: Matthew A Stults-Kolehmainen, Rajita Sinha
Título: The Effects of Stress on Physical Activity and Exercise
DOI: 10.1007/s40279-013-0090-5
Fecha: 2014 Jan
Sitio web: PubMed Central (PMC)

[s9] - https://pmc.ncbi.nlm.nih.gov/articles/PMC10819297/
Autor: Alexandra Martín-Rodríguez, Laura Augusta Gostian-Ropotin, Ana Isabel Beltrán-Velasco, Noelia Belando-Pedreño, Juan Antonio Simón, Clara López-Mora, Eduardo Navarro-Jiménez, José Francisco Tornero-Aguilera, Vicente Javier Clemente-Suárez
Título: Sporting Mind: The Interplay of Physical Activity and Psychological Health
por: Universidad Europea de Madrid, Nebrija University, Universidad Politécnica de Madrid, Universidad Europea de Valencia, Universidad Simón Bolívar, Universidad de la Costa
DOI: 10.3390/sports12010037
Fecha: 2024 Jan 22
Sitio web: PubMed Central (PMC)
Editorial: MDPI

[s10] - https://pmc.ncbi.nlm.nih.gov/articles/PMC11789871/
Título: Proceeding Abstracts (Invitation Only)
por: National Center for Biotechnology Information (NCBI)
DOI: 10.1097/MD.0000000000041090
Fecha: 2025 Jan 31
Sitio web: PubMed Central (PMC)
Editorial: Medicine

[s11] - https://pmc.ncbi.nlm.nih.gov/articles/PMC10949773/
Autor: Aleksandra M Rogowska, Rafał Tataruch
Título: The relationship between mindfulness and athletes' mental skills may be explained by emotion regulation and self-regulation
DOI: 10.1186/s13102-024-00863-z
Fecha: 2024 Mar 19
Sitio web: PubMed Central (PMC)
Editorial: BMC Sports Science, Medicine and Rehabilitation

[s12] - https://www.nih.gov/health-information/emotional-wellness-toolkit
Título: Emotional Wellness Toolkit
por: National Institutes of Health (NIH)
Fecha: 2017-04-07T09:52:08-04:00
Sitio web: NIH.gov
Editorial: National Institutes of Health

[s13] - https://pmc.ncbi.nlm.nih.gov/articles/PMC3132556/
Autor: Michele M Tugade, Barbara L Fredrickson
Título: Resilient Individuals Use Positive Emotions to Bounce Back From Negative Emotional Experiences
DOI: 10.1037/0022-3514.86.2.320
Fecha: 2004 Feb
Sitio web: PubMed Central (PMC)

[s14] - https://pmc.ncbi.nlm.nih.gov/articles/PMC8525873/
Autor: Maria-Despoina K Kallianta, Xrysoula E Katsira, Artemis K Tsitsika, Dimitrios Vlachakis, George Chrousos, Christina Darviri, Flora Bacopoulou
Título: Stress management intervention to enhance adolescent resilience: a randomized controlled trial
por: National and Kapodistrian University of Athens
DOI: 10.14806/ej.26.1.967
Fecha: 2021 Aug 23
Sitio web: PMC (PubMed Central)
Editorial: EMBnet.journal

[s15] - https://pmc.ncbi.nlm.nih.gov/articles/PMC7928383/

Autor:	Jesús de la Fuente, Flavia H Santos, Angélica Garzón-Umerenkova, Salvatore Fadda, Giuliana Solinas, Silvia Pignata	**Título:**	Cross-Sectional Study of Resilience, Positivity and Coping Strategies as Predictors of Engagement-Burnout in Undergraduate Students: Implications for Prevention and Treatment in Mental Well-Being
DOI:	10.3389/fpsyt.2021.596453	**Fecha:**	2021 Feb 16
Sitio web:	PubMed Central (PMC)	**Editorial:**	Frontiers in Psychiatry

[s16] - https://pmc.ncbi.nlm.nih.gov/articles/PMC10217808/

Autor:	Christian J Wiedermann, Verena Barbieri, Barbara Plagg, Pasqualina Marino, Giuliano Piccoliori, Adolf Engl	**Título:**	Fortifying the Foundations: A Comprehensive Approach to Enhancing Mental Health Support in Educational Policies Amidst Crises
DOI:	10.3390/healthcare11101423	**Fecha:**	2023 May 14
Sitio web:	PubMed Central (PMC)	**Editorial:**	Healthcare

[s17] - https://pmc.ncbi.nlm.nih.gov/articles/PMC10687549/

Autor:	Barbara Nuetzel	**Título:**	Coping strategies for handling stress and providing mental health in elite athletes: a systematic review
por:	Deutsche Hochschule für Prävention und Gesundheitmanagement (DHfPG)	**DOI:**	10.3389/fspor.2023.1265783
Fecha:	2023 Nov 16	**Sitio web:**	PubMed Central (PMC)
Editorial:	Frontiers in Sports and Active Living		

[s18] - https://pmc.ncbi.nlm.nih.gov/articles/PMC4776579/

Autor:	Amresh Shrivastava, Avinash Desousa	**Título:**	Resilience: A psychobiological construct for psychiatric disorders
por:	PubMed Central (PMC)	**DOI:**	10.4103/0019-5545.174365
Fecha:	2016 Jan-Mar	**Sitio web:**	PMC
Editorial:	Indian Journal of Psychiatry		

[s19] - https://pmc.ncbi.nlm.nih.gov/articles/PMC9811678/

Autor:	Vincent Kim Seng Oh, Abdullah Sarwar, Niaz Pervez	**Título:**	The study of mindfulness as an intervening factor for enhanced psychological well-being in building the level of resilience
por:	Faculty of Management, Multimedia University, Cyberjaya, Malaysia	**DOI:**	10.3389/fpsyg.2022.1056834
Fecha:	2022 Dec 21	**Sitio web:**	PubMed Central (PMC)
Editorial:	Frontiers in Psychology		

[s20] - https://pmc.ncbi.nlm.nih.gov/articles/PMC10890711/

Autor:	Kathleen M Saul, Michael D Young, Jenny M Siddiqi, Dale A Hirsch	**Título:**	Developing a mental toughness program for basic military training
DOI:	10.1080/08995605.2023.2167467	**Fecha:**	2023 Jan 23
Sitio web:	PubMed Central (PMC)	**Editorial:**	Military Psychology

[s21] - https://pmc.ncbi.nlm.nih.gov/articles/PMC10617376/

Autor:	Regula Zueger, Madlaina Niederhauser, Chantal Utzinger, Hubert Annen, Ulrike Ehlert	**Título:**	Effects of resilience training on mental, emotional, and physical stress outcomes in military officer cadets
por:	Department of Military Psychology and Military Pedagogy Studies, Military Academy at ETH Zurich, Clinical Psychology and Psychotherapy, University of Zurich	**DOI:**	10.1080/08995605.2022.2139948
Fecha:	2022 Dec 1	**Sitio web:**	PubMed Central (PMC)
Editorial:	Military Psychology		

[s22] - https://pmc.ncbi.nlm.nih.gov/articles/PMC10875136/

Autor:	Svajone Bekesiene, Rasa Smaliukienė, Ramutė Vaičaitienė, Dalia Bagdžiū nienė, Rosita Kanapeckaitė, Olena Kapustian, Oleksandr Nakonechnyi	**Título:**	Prioritizing competencies for soldier's mental resilience: an application of integrative fuzzy-trapezoidal decision-making trial and evaluation laboratory in updating training program
por:	General Jonas Zemaitis Military Academy of Lithuania, Vilnius, Lithuania; Taras Shevchenko National University of Kyiv, Kyiv, Ukraine	**DOI:**	10.3389/fpsyg.2023.1239481
Fecha:	2024 Feb 5	**Sitio web:**	PMC
Editorial:	Frontiers in Psychology		

[s23] - https://pmc.ncbi.nlm.nih.gov/articles/PMC10077349/

Autor:	Peng Han, Xia Duan, Jinxia Jiang, Li Zeng, Pengjia Zhang, Sijia Zhao	**Título:**	Experience in the development of nurses' personal resilience: A meta-synthesis
por:	PubMed Central (PMC)	**DOI:**	10.1002/nop2.1556
Fecha:	2022 Dec 16	**Sitio web:**	PMC
Editorial:	Nursing Open		

[s24] - https://pmc.ncbi.nlm.nih.gov/articles/PMC9472212/

Autor:	Emily Jacobs, Richard J Keegan	**Título:**	Sustaining optimal performance when the stakes could not be higher: Emotional awareness and resilience in emergency service personnel (with learnings for elite sport)
DOI:	10.3389/fpsyg.2022.891585	**Fecha:**	2022 Aug 30
Sitio web:	PubMed Central (PMC)	**Editorial:**	Frontiers in Psychology

[s25] - https://pmc.ncbi.nlm.nih.gov/articles/PMC7429435/

Autor:	Sang-Hyuk Park, Bong-Suk Lim, Seung-Taek Lim	**Título:**	The Effects of Self-Talk on Shooting Athletes' Motivation
Fecha:	2020 Aug 13	**Sitio web:**	PubMed Central (PMC)
Editorial:	Journal of Sports Science & Medicine		

[s26] - https://www.ncbi.nlm.nih.gov/books/NBK513238/

Autor:	Samantha K. Norelli, Ashley Long, Jeffrey M. Krepps	**Título:**	Relaxation Techniques
por:	StatPearls Publishing	**Fecha:**	2023/08/28
Sitio web:	NCBI Bookshelf	**Editorial:**	StatPearls Publishing

[s27] - https://pmc.ncbi.nlm.nih.gov/articles/PMC10968622/

Autor:	Moritz Weiß, Matthias Büttner, Fabio Richlan	**Título:**	The Role of Sport Psychology in Injury Prevention and Rehabilitation in Junior Athletes
por:	Paris-Lodron-University of Salzburg	**DOI:**	10.3390/bs14030254
Fecha:	2024 Mar 20	**Sitio web:**	PubMed Central (PMC)
Editorial:	Behavioral Sciences		

[s28] - https://www.ncbi.nlm.nih.gov/pmc/articles/PMC8508314/

Autor:	David L Rowland, Gene Moyle, Stewart E Cooper	**Título:**	Remediation Strategies for Performance Anxiety across Sex, Sport and Stage: Identifying Common Approaches and a Unified Cognitive Model
DOI:	10.3390/ijerph181910160	**Fecha:**	2021 Sep 27
Sitio web:	PubMed Central (PMC)	**Editorial:**	International Journal of Environmental Research and Public Health

[s29] - https://pmc.ncbi.nlm.nih.gov/articles/PMC10819297/

Autor:	Alexandra Martín-Rodríguez, Laura Augusta Gostian-Ropotin, Ana Isabel Beltrán-Velasco, Noelia Belando-Pedreño, Juan Antonio Simón, Clara López-Mora, Eduardo Navarro-Jiménez, José Francisco Tornero-Aguilera, Vicente Javier Clemente-Suárez	**Título:**	Sporting Mind: The Interplay of Physical Activity and Psychological Health
por:	Universidad Europea de Madrid, Nebrija University, Universidad Politécnica de Madrid, Universidad Europea de Valencia, Universidad Simón Bolívar, Universidad de la Costa	**DOI:**	10.3390/sports12010037
Fecha:	2024 Jan 22	**Sitio web:**	PMC
Editorial:	National Center for Biotechnology Information		

[s30] - https://pmc.ncbi.nlm.nih.gov/articles/PMC10314589/

Autor:	Catherine Cohen, Silvia Pignata, Eva Bezak, Mark Tie, Jessie Childs	**Título:**	Workplace interventions to improve well-being and reduce burnout for nurses, physicians and allied healthcare professionals: a systematic review
por:	University of South Australia; Australian Radiology Clinics	**DOI:**	10.1136/bmjopen-2022-071203
Fecha:	2023 Jun 29	**Sitio web:**	PubMed Central (PMC)
Editorial:	BMJ Open		

[s31] - https://www.nih.gov/health-information/emotional-wellness-toolkit

Título:	Emotional Wellness Toolkit	**por:**	National Institutes of Health (NIH)
Fecha:	2017-04-07	**Sitio web:**	NIH.gov
Editorial:	National Institutes of Health		

[s32] - https://pmc.ncbi.nlm.nih.gov/articles/PMC10741869/

Autor:	Tanya G K Bentley, Gina D'Andrea-Penna, Marina Rakic, Nick Arce, Michelle LaFaille, Rachel Berman, Katie Cooley, Preston Sprimont	**Título:**	Breathing Practices for Stress and Anxiety Reduction: Conceptual Framework of Implementation Guidelines Based on a Systematic Review of the Published Literature
por:	National Center for Biotechnology Information (NCBI)	**DOI:**	10.3390/brainsci13121612
Fecha:	2023 Nov 21	**Sitio web:**	PubMed Central (PMC)
Editorial:	Brain Sciences		

[s33] - https://pmc.ncbi.nlm.nih.gov/articles/PMC10819297/

Autor:	Alexandra Martín-Rodríguez, Laura Augusta Gostian-Ropotin, Ana Isabel Beltrán-Velasco, Noelia Belando-Pedreño, Juan Antonio Simón, Clara López-Mora, Eduardo Navarro-Jiménez, José Francisco Tornero-Aguilera, Vicente Javier Clemente-Suárez	**Título:**	Sporting Mind: The Interplay of Physical Activity and Psychological Health
por:	Universidad Europea de Madrid; Nebrija University; Universidad Politécnica de Madrid; Universidad Europea de Valencia; Universidad Simón Bolívar; Universidad de la Costa	**DOI:**	10.3390/sports12010037
Fecha:	2024 Jan 22	**Sitio web:**	PMC
Editorial:	MDPI		

[s34] - https://pmc.ncbi.nlm.nih.gov/articles/PMC10077349/

Autor:	Peng Han, Xia Duan, Jinxia Jiang, Li Zeng, Pengjia Zhang, Sijia Zhao	**Título:**	Experience in the development of nurses' personal resilience: A meta-synthesis
por:	Shanghai Tenth People's Hospital, School of Medicine, Tongji University, Shanghai First Maternity and Infant Hospital, Tongji Hospital	**DOI:**	10.1002/nop2.1556
Fecha:	2022 Dec 16	**Sitio web:**	PMC (PubMed Central)
Editorial:	Nursing Open		

[s35] - https://pmc.ncbi.nlm.nih.gov/articles/PMC3132556/

Autor:	Michele M Tugade, Barbara L Fredrickson	**Título:**	Resilient Individuals Use Positive Emotions to Bounce Back From Negative Emotional Experiences
por:	PubMed Central (PMC)	**DOI:**	10.1037/0022-3514.86.2.320
Fecha:	2004 Feb	**Sitio web:**	PubMed Central (PMC)
Editorial:	Journal of personality and social psychology		

[s36] - https://pmc.ncbi.nlm.nih.gov/articles/PMC10819297/

Autor:	Alexandra Martín-Rodríguez, Laura Augusta Gostian-Ropotin, Ana Isabel Beltrán-Velasco, Noelia Belando-Pedreño, Juan Antonio Simón, Clara López-Mora, Eduardo Navarro-Jiménez, José Francisco Tornero-Aguilera, Vicente Javier Clemente-Suárez	**Título:**	Sporting Mind: The Interplay of Physical Activity and Psychological Health
por:	Universidad Europea de Madrid, Nebrija University, Universidad Politécnica de Madrid, Universidad Europea de Valencia, Universidad Simón Bolívar, Universidad de la Costa	**DOI:**	10.3390/sports12010037
Fecha:	2024 Jan 22	**Sitio web:**	PMC
Editorial:	MDPI		

[s37] - https://pmc.ncbi.nlm.nih.gov/articles/PMC1470658/

Autor:	Ashish Sharma, Vishal Madaan, Frederick D Petty	**Título:**	Exercise for Mental Health
por:	University of Nebraska Medical Center, Creighton University/ University of Nebraska Medical Center, Omaha VA Medical Center, Omaha, Nebraska	**DOI:**	10.4088/pcc.v08n0208a
Fecha:	2006	**Sitio web:**	PubMed Central (PMC)
Editorial:	Primary Care Companion to The Journal of Clinical Psychiatry		

[s38] - https://pmc.ncbi.nlm.nih.gov/articles/PMC10406111/

Autor:	Peter Muris, Henry Otgaar	**Título:**	Self-Esteem and Self-Compassion: A Narrative Review and Meta-Analysis on Their Links to Psychological Problems and Well-Being
DOI:	10.2147/PRBM.S402455	**Fecha:**	2023 Aug 3
Sitio web:	PubMed Central (PMC)	**Editorial:**	Psychology Research and Behavior Management

[s39] - https://pmc.ncbi.nlm.nih.gov/articles/PMC8895697/

Autor:	Kristine Klussman, Nicola Curtin, Julia Langer, Austin Lee Nichols	**Título:**	The Importance of Awareness, Acceptance, and Alignment With the Self: A Framework for Understanding Self-Connection
por:	Connection Lab, San Francisco, CA, USA	**DOI:**	10.5964/ejop.3707
Fecha:	2022 Feb 25	**Sitio web:**	PubMed Central (PMC)
Editorial:	Europe's Journal of Psychology		

[s40] - https://pmc.ncbi.nlm.nih.gov/articles/PMC7850671/

Autor:	Qiaolan Liu, Min Jiang, Shiying Li, Yang Yang	**Título:**	Social support, resilience, and self-esteem protect against common mental health problems in early adolescence: A nonrecursive analysis from a two-year longitudinal study
DOI:	10.1097/MD.0000000000024334	**Fecha:**	2021 Jan 29
Sitio web:	PubMed Central (PMC)	**Editorial:**	Medicine

[s41] - https://pmc.ncbi.nlm.nih.gov/articles/PMC10487025/

Autor:	Juan Carlos Martín Quintana, Pedro Francisco Alemán Ramos, Paula Morales Almeida	**Título:**	The Influence of Perceived Security in Childhood on Adult Self-Concept: The Mediating Role of Resilience and Self-Esteem
por:	Universidad de Las Palmas de Gran Canaria	**DOI:**	10.3390/healthcare11172435
Fecha:	2023 Aug 31	**Sitio web:**	PubMed Central (PMC)

[s42] - https://changesbigandsmall.com/how-to-embrace-self-acceptance-and-cultivate-self-compassion/

Autor:	Damianne	**Título:**	Embrace Self-Acceptance and Cultivate Self-Compassion-
por:	Changes BIG and small	**Fecha:**	2024-04-03
Sitio web:	changesbigandsmall.com		

[s43] - https://www.stuarttan.com/self-perception-improving-oneself-as-part-of-a-habit-of-growth/

Autor:	stuarttan	**Título:**	Self-Perception: Improving Oneself as Part of a Habit of Growth
por:	stuarttan	**Fecha:**	2024-05-19T00:00:10+00:00
Sitio web:	stuarttan.com		

[s44] - https://pmc.ncbi.nlm.nih.gov/articles/PMC7850671/

Autor:	Qiaolan Liu, Min Jiang, Shiying Li, Yang Yang	**Título:**	Social support, resilience, and self-esteem protect against common mental health problems in early adolescence: A nonrecursive analysis from a two-year longitudinal study
DOI:	10.1097/MD.0000000000024334	**Fecha:**	2021 Jan 29
Sitio web:	PubMed Central (PMC)	**Editorial:**	Medicine

[s45] - https://pmc.ncbi.nlm.nih.gov/articles/PMC3132556/

Autor:	Michele M Tugade, Barbara L Fredrickson	**Título:**	Resilient Individuals Use Positive Emotions to Bounce Back From Negative Emotional Experiences
DOI:	10.1037/0022-3514.86.2.320	**Fecha:**	2004 Feb
Sitio web:	PubMed Central (PMC)		

[s46] - https://pmc.ncbi.nlm.nih.gov/articles/PMC4857227/

Autor:	Julie L Lerwick	**Título:**	Minimizing pediatric healthcare-induced anxiety and trauma
por:	Northwest Psychological Center	**DOI:**	10.5409/wjcp.v5.i2.143
Fecha:	2016 May 8	**Sitio web:**	PubMed Central (PMC)
Editorial:	World Journal of Clinical Pediatrics		

[s47] - https://pmc.ncbi.nlm.nih.gov/articles/PMC10819297/

Autor:	Alexandra Martín-Rodríguez, Laura Augusta Gostian-Ropotin, Ana Isabel Beltrán-Velasco, Noelia Belando-Pedreño, Juan Antonio Simón, Clara López-Mora, Eduardo Navarro-Jiménez, José Francisco Tornero-Aguilera, Vicente Javier Clemente-Suárez	**Título:**	Sporting Mind: The Interplay of Physical Activity and Psychological Health
DOI:	10.3390/sports12010037	**Fecha:**	2024 Jan 22
Sitio web:	PubMed Central (PMC)	**Editorial:**	MDPI

[s48] - https://pmc.ncbi.nlm.nih.gov/articles/PMC3894304/

Autor:	Matthew A Stults-Kolehmainen, Rajita Sinha	**Título:**	The Effects of Stress on Physical Activity and Exercise
DOI:	10.1007/s40279-013-0090-5	**Fecha:**	2014 Jan
Sitio web:	PubMed Central (PMC)	**Editorial:**	Sports medicine (Auckland, N.Z.)

[s49] - https://pmc.ncbi.nlm.nih.gov/articles/PMC10078775/

Autor:	Samantha Leigh Falon, Scott Hoare, Maria Kangas, Monique Frances Crane	**Título:**	The coping insights evident through self-reflection on stressful military training events: Qualitative evidence from self-reflection journals
por:	Macquarie University	**DOI:**	10.1002/smi.3141
Fecha:	2022 Mar 21	**Sitio web:**	PubMed Central (PMC)
Editorial:	Stress and Health		

[s50] - https://pmc.ncbi.nlm.nih.gov/articles/PMC4185134/

Autor:	Steven M Southwick, George A Bonanno, Ann S Masten, Catherine Panter-Brick, Rachel Yehuda	**Título:**	Resilience definitions, theory, and challenges: interdisciplinary perspectives
DOI:	10.3402/ejpt.v5.25338	**Fecha:**	2014 Oct 1
Sitio web:	PubMed Central (PMC)	**Editorial:**	European Journal of Psychotraumatology

[s51] - https://pmc.ncbi.nlm.nih.gov/articles/PMC3132556/

Autor:	Michele M Tugade, Barbara L Fredrickson	**Título:**	Resilient Individuals Use Positive Emotions to Bounce Back From Negative Emotional Experiences
DOI:	10.1037/0022-3514.86.2.320	**Fecha:**	2004 Feb
Sitio web:	PubMed Central (PMC)		

[s52] - https://pmc.ncbi.nlm.nih.gov/articles/PMC10687549/

Autor:	Barbara Nuetzel	**Título:**	Coping strategies for handling stress and providing mental health in elite athletes: a systematic review
por:	Department of Psychology, Deutsche Hochschule für Prävention und Gesundheitmanagement (DHfPG), Saarbrücken, Germany	**DOI:**	10.3389/fspor.2023.1265783
Fecha:	2023 Nov 16	**Sitio web:**	PubMed Central (PMC)
Editorial:	Frontiers in Sports and Active Living		

[s53] - https://pmc.ncbi.nlm.nih.gov/articles/PMC3132556/

Autor:	Michele M Tugade, Barbara L Fredrickson	**Título:**	Resilient Individuals Use Positive Emotions to Bounce Back From Negative Emotional Experiences
DOI:	10.1037/0022-3514.86.2.320	**Fecha:**	2004 Feb
Sitio web:	PubMed Central (PMC)	**Editorial:**	Journal of personality and social psychology

[s54] - https://pmc.ncbi.nlm.nih.gov/articles/PMC9534006/

Autor:	Casey D Calhoun, Katie J Stone, Adam R Cobb, Megan W Patterson, Carla Kmett Danielson, Jason José Bendezú	**Título:**	The Role of Social Support in Coping with Psychological Trauma: An Integrated Biopsychosocial Model for Posttraumatic Stress Recovery
DOI:	10.1007/s11126-022-10003-w	**Fecha:**	2022 Oct 5
Sitio web:	PubMed Central (PMC)		

[s55] - https://pmc.ncbi.nlm.nih.gov/articles/PMC10819297/

Autor:	Alexandra Martín-Rodríguez, Laura Augusta Gostian-Ropotin, Ana Isabel Beltrán-Velasco, Noelia Belando-Pedreño, Juan Antonio Simón, Clara López-Mora, Eduardo Navarro-Jiménez, José Francisco Tornero-Aguilera, Vicente Javier Clemente-Suárez	**Título:**	Sporting Mind: The Interplay of Physical Activity and Psychological Health
DOI:	10.3390/sports12010037	**Fecha:**	2024 Jan 22
Sitio web:	PubMed Central (PMC)	**Editorial:**	MDPI

[s56] - https://pmc.ncbi.nlm.nih.gov/articles/PMC3679190/

Autor:	Shian-Ling Keng, Moria J Smoski, Clive J Robins	**Título:**	Effects of Mindfulness on Psychological Health: A Review of Empirical Studies
DOI:	10.1016/j.cpr.2011.04.006	**Fecha:**	2011 May 13
Sitio web:	PubMed Central (PMC)		

[s57] - https://pmc.ncbi.nlm.nih.gov/articles/PMC7212969/

Autor:	Jingjing Ge, Jingjing Yang, Jingjing Song, Guangyu Jiang, Yong Zheng	**Título:**	Dispositional Mindfulness and Past-Negative Time Perspective: The Differential Mediation Effects of Resilience and Inner Peace in Meditators and Non-Meditators
DOI:	10.2147/PRBM.S229705	**Fecha:**	2020 May 6
Sitio web:	PubMed Central (PMC)	**Editorial:**	Psychology Research and Behavior Management

[s58] - https://pmc.ncbi.nlm.nih.gov/articles/PMC4350240/

Autor:	Gaëlle Desbordes, Tim Gard, Elizabeth A Hoge, Britta K Hölzel, Catherine Kerr, Sara W Lazar, Andrew Olendzki, David R Vago	**Título:**	Moving beyond Mindfulness: Defining Equanimity as an Outcome Measure in Meditation and Contemplative Research
DOI:	10.1007/s12671-013-0269-8	**Fecha:**	2014 Jan 21
Sitio web:	PubMed Central (PMC)		

[s59] - https://pmc.ncbi.nlm.nih.gov/articles/PMC5645519/

Autor:	Qianguo Xiao, Caizhen Yue, Weijie He, Jia-yuan Yu	**Título:**	The Mindful Self: A Mindfulness-Enlightened Self-view
por:	Laboratory of Emotion and Mental Health, Chongqing University of Arts and Sciences; School of Education, Inner Mongolia Normal University; School of Psychology, Nanjing Normal University	**DOI:**	10.3389/fpsyg.2017.01752
Fecha:	2017 Oct 13	**Sitio web:**	PubMed Central (PMC)
Editorial:	Frontiers in Psychology		

[s60] - https://pmc.ncbi.nlm.nih.gov/articles/PMC9140663/

Autor:	Elisa Menardo, Donatella Di Marco, Sara Ramos, Margherita Brondino, Alicia Arenas, Patricia Costa, Carlos Vaz de Carvalho, Margherita Pasini	**Título:**	Nature and Mindfulness to Cope with Work-Related Stress: A Narrative Review
DOI:	10.3390/ijerph19105948	**Fecha:**	2022 May 13
Sitio web:	PubMed Central (PMC)	**Editorial:**	International Journal of Environmental Research and Public Health

[s61] - https://pmc.ncbi.nlm.nih.gov/articles/PMC7647439/

Autor:	Zev Schuman-Olivier, Marcelo Trombka, David A Lovas, Judson A Brewer, David R Vago, Richa Gawande, Julie P Dunne, Sara W Lazar, Eric B Loucks, Carl Fulwiler	**Título:**	Mindfulness and Behavior Change
DOI:	10.1097/HRP.0000000000000277	**Fecha:**	2020 Nov 6
Sitio web:	PMC	**Editorial:**	Harvard Review of Psychiatry

[s62] - https://pmc.ncbi.nlm.nih.gov/articles/PMC4996886/

Autor:	Simon M Rice, Rosemary Purcell, Stefanie De Silva, Daveena Mawren, Patrick D McGorry, Alexandra G Parker	**Título:**	The Mental Health of Elite Athletes: A Narrative Systematic Review
DOI:	10.1007/s40279-016-0492-2	**Fecha:**	2016 Feb 20
Sitio web:	PubMed Central (PMC)	**Editorial:**	Sports Medicine (Auckland, N.z.)

[s63] - https://pmc.ncbi.nlm.nih.gov/articles/PMC3894304/

Autor:	Matthew A Stults-Kolehmainen, Rajita Sinha	**Título:**	The Effects of Stress on Physical Activity and Exercise
por:	Yale University School of Medicine	**DOI:**	10.1007/s40279-013-0090-5
Fecha:	2014 Jan	**Sitio web:**	PubMed Central (PMC)
Editorial:	Sports medicine (Auckland, N.Z.)		

[s64] - https://pmc.ncbi.nlm.nih.gov/articles/PMC11789871/

Título:	Proceeding Abstracts (Invitation Only)	**por:**	PMC
DOI:	10.1097/MD.0000000000041090	**Fecha:**	2025 Jan 31
Sitio web:	PubMed Central (PMC)	**Editorial:**	Medicine

[s65] - https://pmc.ncbi.nlm.nih.gov/articles/PMC10233581/

Autor:	Mohammad S Razai, Pavan Kooner, Azeem Majeed	**Título:**	Strategies and Interventions to Improve Healthcare Professionals' Well-Being and Reduce Burnout
DOI:	10.1177/21501319231178641	**Fecha:**	2023 May 29
Sitio web:	PubMed Central (PMC)	**Editorial:**	Journal of Primary Care & Community Health

[s66] - https://pmc.ncbi.nlm.nih.gov/articles/PMC6361117/

Autor:	Michael A Rosen, Deborah DiazGranados, Aaron S Dietz, Lauren E Benishek, David Thompson, Peter J Pronovost, Sallie J Weaver	**Título:**	Teamwork in Healthcare: Key Discoveries Enabling Safer, High-Quality Care
DOI:	10.1037/amp0000298	**Fecha:**	2018 May-Jun
Sitio web:	PubMed Central (PMC)		

[s67] - https://pmc.ncbi.nlm.nih.gov/articles/PMC10630920/

Autor:	Daniela Adam, Julia Berschick, Julia K Schiele, Martin Bogdanski, Marleen Schröter, Melanie Steinmetz, Anna K Koch, Jalid Sehouli, Sylvia Reschke, Wiebke Stritter, Christian S Kessler, Georg Seifert	**Título:**	Interventions to reduce stress and prevent burnout in healthcare professionals supported by digital applications: a scoping review
por:	Charité Universitätsmedizin Berlin, Corporate Member of Freie Universitä t Berlin, Humboldt-Universität zu Berlin, and Berlin Institute of Health, Berlin, Germany; Department of Internal Medicine and Nature-Based Therapies, Immanuel Hospital Berlin, Berlin, Germany	**DOI:**	10.3389/fpubh.2023.1231266
Fecha:	2023 Oct 25	**Sitio web:**	PubMed Central (PMC)
Editorial:	Frontiers in Public Health		

[s68] - https://pmc.ncbi.nlm.nih.gov/articles/PMC10341299/

Autor:	Neeltje De Vries, Olivia Lavreysen, Anke Boone, José Bouman, Szymon Szemik, Kamil Baranski, Lode Godderis, Peter De Winter	**Título:**	Retaining Healthcare Workers: A Systematic Review of Strategies for Sustaining Power in the Workplace
DOI:	10.3390/healthcare11131887	**Fecha:**	2023 Jun 29
Sitio web:	PubMed Central (PMC)		

[s69] - https://pmc.ncbi.nlm.nih.gov/articles/PMC6585675/

Autor:	Gerhard Blasche, Barbara Szabo, Michaela Wagner-Menghin, Cem Ekmekcioglu, Erwin Gollner	**Título:**	Comparison of rest-break interventions during a mentally demanding task
DOI:	10.1002/smi.2830	**Fecha:**	2018 Aug 16
Sitio web:	PubMed Central (PMC)	**Editorial:**	Stress and Health

[s70] - https://pmc.ncbi.nlm.nih.gov/articles/PMC6646952/

Autor:	Tessy Luger, Christopher G Maher, Monika A Rieger, Benjamin Steinhilber	**Título:**	Work-break schedules for preventing musculoskeletal symptoms and disorders in healthy workers
por:	University of Tübingen, University of Sydney	**DOI:**	10.1002/14651858.CD012886.pub2
Fecha:	2019 Jul 23	**Sitio web:**	PubMed Central (PMC)
Editorial:	The Cochrane Database of Systematic Reviews		

[s71] - https://pmc.ncbi.nlm.nih.gov/articles/PMC4776579/

Autor:	Amresh Shrivastava, Avinash Desousa	**Título:**	Resilience: A psychobiological construct for psychiatric disorders
por:	The Western University, Lawson Health Research Institute; Lokmanya Tilak Municipal Medical College	**DOI:**	10.4103/0019-5545.174365
Fecha:	2016 Jan-Mar	**Sitio web:**	PubMed Central (PMC)
Editorial:	Indian Journal of Psychiatry		

[s72] - https://pmc.ncbi.nlm.nih.gov/articles/PMC9534006/

Autor:	Casey D Calhoun, Katie J Stone, Adam R Cobb, Megan W Patterson, Carla Kmett Danielson, Jason José Bendezú	**Título:**	The Role of Social Support in Coping with Psychological Trauma: An Integrated Biopsychosocial Model for Posttraumatic Stress Recovery
DOI:	10.1007/s11126-022-10003-w	**Fecha:**	2022 Oct 5
Sitio web:	PubMed Central (PMC)	**Editorial:**	The Psychiatric Quarterly

[s73] - https://pmc.ncbi.nlm.nih.gov/articles/PMC9360426/

Autor:	Vijender Singh, Akash Kumar, Snehil Gupta	**Título:**	Mental Health Prevention and Promotion—A Narrative Review
por:	All India Institute of Medical Sciences Bhopal	**DOI:**	10.3389/fpsyt.2022.898009
Fecha:	2022 Jul 26	**Sitio web:**	PubMed Central (PMC)
Editorial:	Frontiers in Psychiatry		

[s74] - https://pmc.ncbi.nlm.nih.gov/articles/PMC10077349/

Autor:	Peng Han, Xia Duan, Jinxia Jiang, Li Zeng, Pengjia Zhang, Sijia Zhao	**Título:**	Experience in the development of nurses' personal resilience: A meta-synthesis
DOI:	10.1002/nop2.1556	**Fecha:**	2022 Dec 16
Sitio web:	PubMed Central (PMC)	**Editorial:**	Nursing Open

[s75] - https://www.nih.gov/health-information/emotional-wellness-toolkit

Título:	Emotional Wellness Toolkit	**por:**	National Institutes of Health (NIH)
Fecha:	2017-04-07T09:52:08-04:00	**Sitio web:**	NIH.gov
Editorial:	National Institutes of Health		

[s76] - https://newsinhealth.nih.gov/2022/04/nurture-your-resilience

Título:	Nurture Your Resilience	**por:**	NIH News in Health
Fecha:	April 2022	**Sitio web:**	NIH News in Health
Editorial:	National Institutes of Health		

[s77] - https://pmc.ncbi.nlm.nih.gov/articles/PMC8500371/

Autor:	Esther Mesman, Annabel Vreeker, Manon Hillegers	**Título:**	Resilience and mental health in children and adolescents: an update of the recent literature and future directions
DOI:	10.1097/YCO.0000000000000741	**Fecha:**	2021 Sep 21
Sitio web:	PubMed Central (PMC)	**Editorial:**	Current Opinion in Psychiatry

[s78] - https://pmc.ncbi.nlm.nih.gov/articles/PMC7647439/

Autor:	Zev Schuman-Olivier, Marcelo Trombka, David A Lovas, Judson A Brewer, David R Vago, Richa Gawande, Julie P Dunne, Sara W Lazar, Eric B Loucks, Carl Fulwiler	**Título:**	Mindfulness and Behavior Change
por:	Harvard Medical School	**DOI:**	10.1097/HRP.0000000000000277
Fecha:	2020 Nov 6	**Sitio web:**	PMC (PubMed Central)
Editorial:	Harvard Review of Psychiatry		

[s79] - https://pmc.ncbi.nlm.nih.gov/articles/PMC2908186/

Autor:	Eric L Garland, Barbara Fredrickson, Ann M Kring, David P Johnson, Piper S Meyer, David L Penn	**Título:**	Upward Spirals of Positive Emotions Counter Downward Spirals of Negativity: Insights from the Broaden-and-Build Theory and Affective Neuroscience on The Treatment of Emotion Dysfunctions and Deficits in Psychopathology
DOI:	10.1016/j.cpr.2010.03.002	**Fecha:**	2010 Mar 12
Sitio web:	PubMed Central (PMC)	**Editorial:**	Clinical psychology review

[s80] - https://pmc.ncbi.nlm.nih.gov/articles/PMC7647439/

Autor:	Zev Schuman-Olivier, Marcelo Trombka, David A Lovas, Judson A Brewer, David R Vago, Richa Gawande, Julie P Dunne, Sara W Lazar, Eric B Loucks, Carl Fulwiler	**Título:**	Mindfulness and Behavior Change
por:	Harvard Medical School; Cambridge Health Alliance, Center for Mindfulness and Compassion; Hospital de Clinicas de Porto Alegre; Dalhousie University; Brown Mindfulness Center, School of Public Health, Brown University; Osher Center for Integrative Medicine, Vanderbilt University Medical Center; Boston College School of Nursing; Massachusetts General Hospital; University of Massachusetts	**DOI:**	10.1097/HRP.0000000000000277
Fecha:	2020 Nov 6	**Sitio web:**	PMC (PubMed Central)
Editorial:	Harvard Review of Psychiatry		

[s81] - https://www.ncbi.nlm.nih.gov/pmc/articles/PMC9282162/

Autor:	Jutta Tobias Mortlock, Alison Carter, Dawn Querstret	**Título:**	Extending the Transformative Potential of Mindfulness Through Team Mindfulness Training, Integrating Individual With Collective Mindfulness, in a High-Stress Military Setting
DOI:	10.3389/fpsyg.2022.867110	**Fecha:**	2022 Jun 30
Sitio web:	PubMed Central (PMC)	**Editorial:**	Frontiers in Psychology

[s82] - https://pmc.ncbi.nlm.nih.gov/articles/PMC10078775/

Autor:	Samantha Leigh Falon, Scott Hoare, Maria Kangas, Monique Frances Crane	**Título:**	The coping insights evident through self-reflection on stressful military training events: Qualitative evidence from self-reflection journals
por:	Macquarie University, Centre for Emotional Health	**DOI:**	10.1002/smi.3141
Fecha:	2022 Mar 21	**Sitio web:**	PubMed Central (PMC)
Editorial:	Stress and Health		

[s83] - https://pmc.ncbi.nlm.nih.gov/articles/PMC10077349/

Autor:	Peng Han, Xia Duan, Jinxia Jiang, Li Zeng, Pengjia Zhang, Sijia Zhao	**Título:**	Experience in the development of nurses' personal resilience: A meta-synthesis
por:	Emergency Department, Shanghai Tenth People's Hospital, School of Medicine, Tongji University, Shanghai, China, School of Medicine, Tongji University, Shanghai, China, Nursing Department, Shanghai First Maternity and Infant Hospital, School of Medicine, Tongji University, Shanghai, China, Department of Nursing, Tongji Hospital, School of Medicine, Tongji University, Shanghai, China	**DOI:**	10.1002/nop2.1556
Fecha:	2022 Dec 16	**Sitio web:**	PubMed Central (PMC)
Editorial:	Nursing Open		

[s84] - https://pmc.ncbi.nlm.nih.gov/articles/PMC10819297/

Autor:	Alexandra Martín-Rodríguez, Laura Augusta Gostian-Ropotin, Ana Isabel Beltrán-Velasco, Noelia Belando-Pedreño, Juan Antonio Simón, Clara López-Mora, Eduardo Navarro-Jiménez, José Francisco Tornero-Aguilera, Vicente Javier Clemente-Suárez	**Título:**	Sporting Mind: The Interplay of Physical Activity and Psychological Health
DOI:	10.3390/sports12010037	**Fecha:**	2024 Jan 22
Sitio web:	PubMed Central (PMC)	**Editorial:**	MDPI

[s85] - https://www.nih.gov/health-information/emotional-wellness-toolkit

Título:	Emotional Wellness Toolkit	**por:**	National Institutes of Health (NIH)
Fecha:	2017-04-07	**Sitio web:**	NIH.gov

[s86] - https://pmc.ncbi.nlm.nih.gov/articles/PMC3132556/

Autor:	Michele M Tugade, Barbara L Fredrickson	**Título:**	Resilient Individuals Use Positive Emotions to Bounce Back From Negative Emotional Experiences
DOI:	10.1037/0022-3514.86.2.320	**Fecha:**	2004 Feb
Sitio web:	PubMed Central (PMC)		

[s87] - https://pmc.ncbi.nlm.nih.gov/articles/PMC4185134/

Autor:	Steven M Southwick, George A Bonanno, Ann S Masten, Catherine Panter-Brick, Rachel Yehuda	**Título:**	Resilience definitions, theory, and challenges: interdisciplinary perspectives
por:	PubMed Central (PMC)	**DOI:**	10.3402/ejpt.v5.25338
Fecha:	2014 Oct 1	**Sitio web:**	PMC
Editorial:	European Journal of Psychotraumatology		

[s88] - https://pmc.ncbi.nlm.nih.gov/articles/PMC9691039/

Autor:	Bader Emad Aljarboa, Eddieson Pasay An, Wireen Leila Tanggawohn Dator, Salman Amish Alshammari, Romeo Mostoles Jr, Ma Mirasol Uy, Nojoud Alrashidi, Maha Sanat Alreshidi, Enrique Mina, Analita Gonzales	**Título:**	Resilience and Emotional Intelligence of Staff Nurses during the COVID-19 Pandemic
por:	King Khalid Hospital, Ministry of Health; College of Nursing, University of Hail; Department of Medical-Surgical Nursing, College of Nursing, Princess Nourah Bint Abdulrahman University; Philippine Public Safety College; Faculty of Applied Medical Sciences, University of Tabuk	**DOI:**	10.3390/healthcare10112120
Fecha:	2022 Oct 22	**Sitio web:**	PubMed Central (PMC)
Editorial:	MDPI		

[s89] - https://pmc.ncbi.nlm.nih.gov/articles/PMC10819297/

Autor:	Alexandra Martín-Rodríguez, Laura Augusta Gostian-Ropotin, Ana Isabel Beltrán-Velasco, Noelia Belando-Pedreño, Juan Antonio Simón, Clara López-Mora, Eduardo Navarro-Jiménez, José Francisco Tornero-Aguilera, Vicente Javier Clemente-Suárez	**Título:**	Sporting Mind: The Interplay of Physical Activity and Psychological Health
DOI:	10.3390/sports12010037	**Fecha:**	2024 Jan 22
Sitio web:	PubMed Central (PMC)	**Editorial:**	MDPI

[s90] - https://pmc.ncbi.nlm.nih.gov/articles/PMC3132556/

Autor:	Michele M Tugade, Barbara L Fredrickson	**Título:**	Resilient Individuals Use Positive Emotions to Bounce Back From Negative Emotional Experiences
DOI:	10.1037/0022-3514.86.2.320	**Fecha:**	2004 Feb
Sitio web:	PubMed Central (PMC)		

[s91] - https://pmc.ncbi.nlm.nih.gov/articles/PMC10077349/

Autor:	Peng Han, Xia Duan, Jinxia Jiang, Li Zeng, Pengjia Zhang, Sijia Zhao	**Título:**	Experience in the development of nurses' personal resilience: A meta-synthesis
por:	PubMed Central (PMC)	**DOI:**	10.1002/nop2.1556
Fecha:	2022 Dec 16	**Sitio web:**	PMC
Editorial:	Nursing Open		

[s92] - https://pmc.ncbi.nlm.nih.gov/articles/PMC3132556/

Autor:	Michele M Tugade, Barbara L Fredrickson	**Título:**	Resilient Individuals Use Positive Emotions to Bounce Back From Negative Emotional Experiences
por:	PubMed Central (PMC)	**DOI:**	10.1037/0022-3514.86.2.320
Fecha:	2004 Feb	**Sitio web:**	pmc.ncbi.nlm.nih.gov
Editorial:	Journal of personality and social psychology		

[s93] - https://pmc.ncbi.nlm.nih.gov/articles/PMC10819297/

Autor:	Alexandra Martín-Rodríguez, Laura Augusta Gostian-Ropotin, Ana Isabel Beltrán-Velasco, Noelia Belando-Pedreño, Juan Antonio Simón, Clara López-Mora, Eduardo Navarro-Jiménez, José Francisco Tornero-Aguilera, Vicente Javier Clemente-Suárez	**Título:**	Sporting Mind: The Interplay of Physical Activity and Psychological Health
DOI:	10.3390/sports12010037	**Fecha:**	2024 Jan 22
Sitio web:	PubMed Central (PMC)	**Editorial:**	MDPI

[s94] - https://pmc.ncbi.nlm.nih.gov/articles/PMC10739606/

Autor:	Neha A John-Henderson, Evan J White, Tony L Crowder	**Título:**	Resilience and Health in American Indians and Alaska Natives: A Scoping Review of the Literature
DOI:	10.1017/S0954579423000640	**Fecha:**	2023 Jun 22
Sitio web:	PubMed Central (PMC)		

[s95] - https://pmc.ncbi.nlm.nih.gov/articles/PMC7228387/

Autor:	Catherine Henshall, Zoe Davey, Debra Jackson	**Título:**	Nursing resilience interventions–A way forward in challenging healthcare territories
por:	Oxford Brookes University, University of Technology	**DOI:**	10.1111/jocn.15276
Fecha:	2020 Apr 15	**Sitio web:**	PubMed Central (PMC)
Editorial:	Journal of Clinical Nursing		

[s96] - https://pmc.ncbi.nlm.nih.gov/articles/PMC2863117/

Autor:	Sarah D Pressman, Karen A Matthews, Sheldon Cohen, Lynn M Martire, Michael Scheier, Andrew Baum, Richard Schulz	**Título:**	Association of Enjoyable Leisure Activities With Psychological and Physical Well-Being
por:	PubMed Central (PMC)	**DOI:**	10.1097/PSY.0b013e3181ad7978
Fecha:	2009 Jul 10	**Sitio web:**	pmc.ncbi.nlm.nih.gov
Editorial:	Psychosomatic medicine		

[s97] - https://pmc.ncbi.nlm.nih.gov/articles/PMC9691039/

Autor:	Bader Emad Aljarboa, Eddieson Pasay An, Wireen Leila Tanggawohn Dator, Salman Amish Alshammari, Romeo Mostoles Jr, Ma Mirasol Uy, Nojoud Alrashidi, Maha Sanat Alreshidi, Enrique Mina, Analita Gonzales	**Título:**	Resilience and Emotional Intelligence of Staff Nurses during the COVID-19 Pandemic
DOI:	10.3390/healthcare10112120	**Fecha:**	2022 Oct 22
Sitio web:	PubMed Central (PMC)	**Editorial:**	Healthcare

[s98] - https://pmc.ncbi.nlm.nih.gov/articles/PMC5480897/

Autor:	Brooke C Feeney, Nancy L Collins	**Título:**	New Look at Social Support: A Theoretical Perspective on Thriving through Relationships
DOI:	10.1177/1088868314544222	**Fecha:**	2014 Aug 14
Sitio web:	PubMed Central (PMC)	**Editorial:**	Personality and social psychology review : an official journal of the Society for Personality and Social Psychology, Inc

[s99] - https://pmc.ncbi.nlm.nih.gov/articles/PMC10819297/

Autor:	Alexandra Martín-Rodríguez, Laura Augusta Gostian-Ropotin, Ana Isabel Beltrán-Velasco, Noelia Belando-Pedreño, Juan Antonio Simón, Clara López-Mora, Eduardo Navarro-Jiménez, José Francisco Tornero-Aguilera, Vicente Javier Clemente-Suárez	**Título:**	Sporting Mind: The Interplay of Physical Activity and Psychological Health
por:	Universidad Europea de Madrid, Nebrija University, Universidad Politécnica de Madrid, Universidad Europea de Valencia, Universidad Simón Bolívar, Universidad de la Costa	**DOI:**	10.3390/sports12010037
Fecha:	2024 Jan 22	**Sitio web:**	PMC
Editorial:	National Center for Biotechnology Information		

[s100] - https://pmc.ncbi.nlm.nih.gov/articles/PMC3150158/

Autor:	Debra Umberson, Jennifer Karas Montez	**Título:**	Social Relationships and Health: A Flashpoint for Health Policy
DOI:	10.1177/0022146510383501	**Fecha:**	2010
Sitio web:	PubMed Central (PMC)	**Editorial:**	Journal of health and social behavior

[s101] - https://pmc.ncbi.nlm.nih.gov/articles/PMC5954612/

Autor:	Patricia A Thomas, Hui Liu, Debra Umberson	**Título:**	Family Relationships and Well-Being
DOI:	10.1093/geroni/igx025	**Fecha:**	2017 Nov 11
Sitio web:	PubMed Central (PMC)	**Editorial:**	Innovation in Aging

[s102] - https://pmc.ncbi.nlm.nih.gov/articles/PMC5480897/

Autor:	Brooke C Feeney, Nancy L Collins	**Título:**	New Look at Social Support: A Theoretical Perspective on Thriving through Relationships
DOI:	10.1177/1088868314544222	**Fecha:**	2014 Aug 14
Sitio web:	PubMed Central (PMC)		

[s103] - https://pmc.ncbi.nlm.nih.gov/articles/PMC5954612/

Autor:	Patricia A Thomas, Hui Liu, Debra Umberson	**Título:**	Family Relationships and Well-Being
DOI:	10.1093/geroni/igx025	**Fecha:**	2017 Nov 11
Sitio web:	PubMed Central (PMC)	**Editorial:**	Innovation in Aging

[s104] - https://pmc.ncbi.nlm.nih.gov/articles/PMC10217808/

Autor:	Christian J Wiedermann, Verena Barbieri, Barbara Plagg, Pasqualina Marino, Giuliano Piccoliori, Adolf Engl	**Título:**	Fortifying the Foundations: A Comprehensive Approach to Enhancing Mental Health Support in Educational Policies Amidst Crises
DOI:	10.3390/healthcare11101423	**Fecha:**	2023 May 14
Sitio web:	PubMed Central (PMC)	**Editorial:**	Healthcare

Fuentes de imágenes

Las imágenes no listadas son de creación propia o fueron adquiridas con la licencia correspondiente. Todos los derechos están reservados para estas imágenes.

Para todas las demás imágenes listadas aquí:
Ninguna de las imágenes fue modificada, solo se ajustó la resolución. En la versión eBook, las imágenes se compilaron en collages numerados. Todas las imágenes permanecen sujetas a su licencia original y se utilizan de acuerdo con sus respectivos términos de licencia. Si descubre errores de atribución u otras discrepancias, contáctenos.

Fecha de la revisión final de la imagen: 2025-02-15.

Licencia utilizada

CC0	http://creativecommons.org/publicdomain/zero/1.0/deed.en

Créditos de imágenes

[i1] - 001_001_001_image_achtsamkeit.jpeg
https://upload.wikimedia.org/wikipedia/commons/c/c1/School_children_meditating.jpg

Date:	2014-10-13	**por:**	Farang Rak Tham
Artista:	Kochphon (Honey) Onshawee	**License:**	CC0

[i2] - 001_001_001_image_kognitive_flexibilitaet.jpeg
https://upload.wikimedia.org/wikipedia/commons/9/93/WisconsinCardSort.png

Date:	2008-10	**por:**	LjL
Artista:	PEBL developers	**License:**	Public domain

[i3] - 001_001_001_image_selbstreflexion.jpeg
https://upload.wikimedia.org/wikipedia/commons/3/33/Reflection_of_St._Michaelis_Church%2C_Hamburg%2C_Deutschland_IMG_4822_edit.jpg

Date:	2012-08-28	**por:**	Christoph Braun
License:	CC0		

[i4] - 001_001_002_image_achtsamkeitstherapie.jpeg
https://upload.wikimedia.org/wikipedia/commons/9/98/Sukhesikarama_Mindful_Forest_Meditation_Center.jpg

Date:	2024-02-15	**por:**	Cun Cun
License:	CC0		

[i5] - 001_001_003_image_energie.jpeg
https://upload.wikimedia.org/wikipedia/commons/1/13/Lightning_over_Oradea_Romania_3.jpg

Date:	2005-08-17	**por:**	Diego pmc
Artista:	Mircea Madau	**License:**	Public domain

[i6] - 001_001_003_image_stress.jpeg
https://upload.wikimedia.org/wikipedia/commons/6/62/Canva_-_Woman_Feeling_Emotional_Stress.jpg

Date:	2016-07-04	**por:**	Carovinc2
Artista:	MismibaTinasheMadando	**License:**	CC0

[i7] - 001_001_003_image_resilienztraining.jpeg
https://upload.wikimedia.org/wikipedia/commons/d/df/7_ATC_Kicks_Off_the_Army_Specialized_School_Resilience_Training_Pilot_%286966258%29.jpg

Date:	Taken	**por:**	OptimusPrimeBot
Artista:	Cory Reese	**License:**	Public domain

[i8] - 001_002_001_image_nikotin.jpeg
https://upload.wikimedia.org/wikipedia/commons/7/7c/Leaf_epidermis.jpg

Date:	desconocido	**por:**	Calliopejen1
Artista:	Louisa Howard (Dartmouth electron microscope facility)	**License:**	Public domain

[i9] - 001_002_001_image_resilienz.jpeg
https://upload.wikimedia.org/wikipedia/commons/3/39/ISS064E004636_-_SpaceX_Crew_Dragon_%22Resilience%22_on_approach_during_Crew-1.jpg

Date:	2020-11-17	**por:**	Askeuhd
Artista:	NASA	**License:**	Public domain

[i10] - 001_002_001_image_serotonin.jpeg
https://upload.wikimedia.org/wikipedia/commons/f/fa/Serotonin-3D-vdW.png

Date:	2010-01-02	**por:**	Esquilo
License:	Public domain		

[i11] - 001_002_002_image_yoga.jpeg
https://upload.wikimedia.org/wikipedia/commons/d/d6/A_woman_doing_Yoga_-_A_statue_in_Prayagraj.jpg

Date:	2020-06-18	**por:**	Apurv013
License:	CC0		

[i12] - 001_002_003_image_stressmanagement.jpeg
https://upload.wikimedia.org/wikipedia/commons/9/9a/Seabees_Discuss_Stress_Management_%284999631%29.jpg

Date:	Taken	**por:**	OptimusPrimeBot
Artista:	U.S. Navy photo by [null Courtesy]	**License:**	Public domain

[i13] - 001_002_003_image_joggen.jpeg
https://upload.wikimedia.org/wikipedia/commons/f/f0/Jogging_man_betweeen_running_light_figures_on_the_Toronto_bridge%3B_free_photo_Amsterdam%2C_Fons_Heijnsbroek%2C_06-01-2022.jpg

Date:	2022-01-06	**por:**	FotoDutch
Artista:	Fons Heijnsbroek	**License:**	CC0

[i14] - 001_002_003_image_mannschaftssport.jpeg
https://upload.wikimedia.org/wikipedia/commons/8/8e/2018_Nuevo_Laredo_Sport_Week_Volleyball_Champions.jpg

Date:	2018-04-27	**por:**	Miguel Angel Omaña Rojas
License:	CC0		

[i15] - 001_003_001_image_meditation.jpeg
https://upload.wikimedia.org/wikipedia/commons/0/00/Meditation_Focus_Point.jpg

Date:	2024-12-12	**por:**	Bondigoldwiki
License:	CC0		

[i16] - 001_003_003_image_mentale_staerke.jpeg
https://upload.wikimedia.org/wikipedia/commons/2/27/46th_ASB_practices_resilience_through_Bellator_Stakes_130327-A-CD114-413.jpg

Date:	Taken	**por:**	Fæ
Artista:	Staff Sgt. David Chapman	**License:**	Public domain

[i17] - 002_001_001_image_aufgabenliste.jpeg
https://upload.wikimedia.org/wikipedia/commons/e/e8/%27First_Team%27_Tests_the_METL_of_Silver_Scimitar%2C_mission_essential_task_list_training_heats_up_at_Fort_Devens_DVIDS264428.jpg

Date:	Taken	**por:**	Fæ
Artista:	Sgt. Jason Scott	**License:**	Public domain

[i18] - 002_001_001_image_tai_chi.jpeg
https://upload.wikimedia.org/wikipedia/commons/c/ca/Haikou_People%27s_Park_-_people_practicing_t%27ai_chi_ch%27uan_%28tai_chi%29_-_01.jpg

Date:	2012-04-17	**por:**	Anna Frodesiak
License:	CC0		

[i19] - 002_001_003_image_marathon.jpeg
https://upload.wikimedia.org/wikipedia/commons/3/33/USMC_Marathon.jpg

Date:	2005-09-15	**por:**	Tungsten
License:	Public domain		

[i20] - 002_001_003_image_todoliste.jpeg
https://upload.wikimedia.org/wikipedia/commons/b/b9/To_do_list_%2828123133694%29.jpg

Date:	2016-08-03	**por:**	Юрий Д.К.
Artista:	freestocks.org	**License:**	CC0

[i21] - 002_001_003_image_zeitplanung.jpeg
https://upload.wikimedia.org/wikipedia/commons/f/fe/We_Must_Use_Time_AS_a_Tool_Not_As_a_Couch.jpg

Date:	2024-06-19	**por:**	Starkmend
License:	CC0		

[i22] - 002_002_003_image_rehabilitation.jpeg
https://upload.wikimedia.org/wikipedia/commons/f/f8/Simranshri_rehab_beds.jpg

Date:	2024-02-06	**por:**	Simranshri
License:	CC0		

[i23] - 002_002_003_image_strand.jpeg
https://upload.wikimedia.org/wikipedia/commons/9/93/Crissy_Field_beach_and_Golden_Gate_Bridge.jpg

Date:	2009-08-09	**por:**	Two+two=4
Artista:	Brocken Inaglory	**License:**	Public domain

[i24] - 002_002_003_image_bewegungsablauf.jpeg
https://upload.wikimedia.org/wikipedia/commons/5/57/Eakins_motion_study_skok_o_tyci.jpg

Date:	circa	**por:**	Svajcr
Artista:	Thomas Eakins	**License:**	Public domain

[i25] - 002_002_003_image_wettkampf.jpeg
https://upload.wikimedia.org/wikipedia/commons/a/a1/Hirschkampf.jpg

Date:	2004-12-19	**por:**	Bdk
License:	Public domain		

[i26] - 002_003_003_image_zelle.jpeg
https://upload.wikimedia.org/wikipedia/commons/8/8e/Purple_cells.jpg

Date:	2019-12-12	**por:**	0x0a
Artista:	National Cancer Institute	**License:**	Public domain

[i27] - 002_003_003_image_stoffwechsel.jpeg
https://upload.wikimedia.org/wikipedia/commons/2/22/ATP-3D-vdW.png

Date:	2007-01-21	**por:**	Benjah-bmm27
License:	Public domain		

[i28] - 003_001_001_image_tagebuch.jpeg
https://upload.wikimedia.org/wikipedia/commons/9/99/Abigail_Scott_Duniway_Diary_-_DPLA_-_fdce3bd1a509bccc6f8eaa70ccc3ea25_%28page_102%29.jpg

Date:	2024-12-06	**por:**	DPLA bot
License:	Public domain		

[i29] - 003_001_002_image_tagebuchfuehrung.jpeg
https://upload.wikimedia.org/wikipedia/commons/b/bd/1930_Appointment_Diary_of_Mayor_William_Jackson_-_DPLA_-_223978ccf78154a969b791031fd95a12_%28page_292%29.jpg

Date:	1930	**por:**	DPLA bot
Artista:	Jackson, William Trayton	**License:**	Public domain

[i30] - 003_001_003_image_soziales_netzwerk.jpeg
https://upload.wikimedia.org/wikipedia/commons/1/17/Ice_Cream_Social_141014-N-MD297-093.jpg

Date:	2014-10-15	**por:**	Fæ
Artista:	Petty Officer 3rd Class Huey Younger	**License:**	Public domain

[i31] - 003_002_002_image_problemorientierte_bewaeltigungsstrategie.jpeg
https://upload.wikimedia.org/wikipedia/commons/2/2d/Coping_saw_2.jpg

Date:	2009-03-13	**por:**	Pitoutom
License:	Public domain		

[i32] - 003_002_003_image_soziale_interaktion.jpeg
https://upload.wikimedia.org/wikipedia/commons/4/41/J.Maltais_et_A.Laroche%2C1990_%28duo_d%27artistes_Interaction_Qui%29.jpg

Date:	2005-01-16	**por:**	TaconSite
Artista:	Interaction Qui Ltée	**License:**	Public domain

[i33] - 003_002_003_image_sport.jpeg
https://upload.wikimedia.org/wikipedia/commons/9/92/Youth-soccer-indiana.jpg

Date:	17 September 2005	**por:**	Tysto
License:	Public domain		

[i34] - 003_003_002_image_gleichmut.jpeg
https://upload.wikimedia.org/wikipedia/commons/c/cf/Aldrin_Looks_Back_at_Tranquility_Base_-_GPN-2000-001102.jpg

Date:	1969-07-20	**por:**	Wstrwald
Artista:	NASA Neil A. Armstrong	**License:**	Public domain

[i35] - 003_003_002_image_stressresilienz.jpeg
https://upload.wikimedia.org/wikipedia/commons/1/16/The_future_of_Ukraine_directly_depends_on_the_strength_of_our_resistance_in_all_its_forms_-_address_by_President_Volodymyr_Zelenskyy._%2852000838593%29.jpg

Date:	2022-04-12	**por:**	A1Cafel
Artista:	President Of Ukraine	**License:**	CC0

[i36] - 003_003_003_image_seiltaenzer.jpeg
https://upload.wikimedia.org/wikipedia/commons/e/e4/Aladdin_Shrine_Circus_tightrope_walker_-_DPLA_-_c6a51852d826f7b7cfa0b39db56e1df1.jpg

Date:	1979	**por:**	DPLA bot
Artista:	David E. Lucas	**License:**	Public domain

[i37] - 004_001_001_image_muedigkeit.jpeg
https://upload.wikimedia.org/wikipedia/commons/e/e3/Fatigue2.jpg

Date:	13 October 2012	**por:**	Fel23
Artista:	geralt	**License:**	CC0

[i38] - 004_001_001_image_konzentrationsschwierigkeiten.jpeg
https://upload.wikimedia.org/wikipedia/commons/c/c4/2014_Warrior_Games_Training_Camp_140920-M-DE387-146.jpg

Date:	Taken	**por:**	Fæ
Artista:	left	**License:**	Public domain

[i39] - 004_001_002_image_heisshunger.jpeg
https://upload.wikimedia.org/wikipedia/commons/d/d2/Cravings_%28Unsplash%29.jpg

Date:	Taken	**por:**	Fæ
Artista:	brookelark	**License:**	CC0

[i40] - 004_001_003_image_entspannungstechniken.jpeg
https://upload.wikimedia.org/wikipedia/commons/6/61/Relaxation_In_Nature_%28Unsplash%29.jpg

Date:	2017-05-01	**por:**	Fæ
Artista:	brookecagle	**License:**	CC0

[i41] - 004_002_002_image_spaziergang.jpeg
https://upload.wikimedia.org/wikipedia/commons/f/f1/Walking_way_too_long.jpg

Date:	2024-06-30	**por:**	PirkeMJ
License:	CC0		

[i42] - 004_003_002_image_supervision.jpeg
https://upload.wikimedia.org/wikipedia/commons/f/f1/100th_ARW_offers_BRIEF_therapy_to_ease_emotional_health%2C_wellbeing_%286784615%29.jpg

Date:	Taken	**por:**	OptimusPrimeBot
Artista:	Karen Abeyasekere	**License:**	Public domain

[i43] - 004_003_003_image_erschoepfung.jpeg
https://upload.wikimedia.org/wikipedia/commons/4/4b/The_Face_of_Urban_Exhaustion-_End_of_Day_in_S%C3%A3o_Paulo%27s_Metro.jpg

Date:	2015-12-01	**por:**	Wilfredor
Artista:	Wilfredo Rafael Rodriguez Hernandez	**License:**	CC0

[i44] - 004_003_003_image_schlaf.jpeg
https://upload.wikimedia.org/wikipedia/commons/3/3a/A_child_sleeping.jpg

Date:	2007-04-23	**por:**	Alessandro Zangrilli
License:	Public domain		

[i45] - 005_001_001_image_gehirn.jpeg
https://upload.wikimedia.org/wikipedia/commons/5/50/Computed_tomography_of_human_brain_-_large.png

Date:	Uploaded	**por:**	Shashi.
Artista:	Mikael Häggström	**License:**	CC0

[i46] - 005_002_002_image_arbeitsumfeld.jpeg
https://upload.wikimedia.org/wikipedia/commons/4/40/Clean_Work_Environment_%286324541%29.jpg

Date:	Taken	**por:**	OptimusPrimeBot
Artista:	John Yountz	**License:**	Public domain

[i47] - 005_002_002_image_sportliche_betaetigung.jpeg
https://upload.wikimedia.org/wikipedia/commons/c/ce/Sports_Activity_at_Rungta_College.jpg

Date:	2023-02-02	**por:**	Basantsatpathy
License:	CC0		

[i48] - 005_002_003_image_problemloesefaehigkeit.jpeg
https://upload.wikimedia.org/wikipedia/commons/1/10/STEMposium_tests_KMC_students%27_problem_solving_skills_150513-F-FN535-225.jpg

Date:	Taken	**por:**	Fæ
Artista:	Airman 1st Class Larissa Greatwood	**License:**	Public domain

[i49] - 005_003_001_image_dopamin.jpeg
https://upload.wikimedia.org/wikipedia/commons/d/d1/Dopamine-3D-struct.png

Date:	22 September 2009	**por:**	File Upload Bot (Magnus Manske)
Artista:	Chemgirl131	**License:**	Public domain

[i50] - 005_003_002_image_soziale_isolation.jpeg
https://upload.wikimedia.org/wikipedia/commons/1/19/Aloneness_or_Loneliness%3F_%283033873597%29.jpg

Date:	2008-11-16	**por:**	Fæ
Artista:	cogdogblog	**License:**	CC0

[i51] - 005_003_003_image_persoenliches_wachstum.jpeg
https://upload.wikimedia.org/wikipedia/commons/1/11/Darlene_%22Professor_Dee_Dee%22_Williams.jpg

Date:	2013-12-12	**por:**	Daznslinga16
License:	CC0		

[i52] - 005_003_003_image_psychische_gesundheit.jpeg
https://upload.wikimedia.org/wikipedia/commons/d/dc/Mental_Health_Message.jpg

Date:	2017-01-29	**por:**	Speravir
Artista:	Wokandapix at Pixabay	**License:**	CC0

[i53] - 005_003_003_image_emotionale_kompetenz.jpeg
https://upload.wikimedia.org/wikipedia/commons/5/53/Soft_Skills_Workshop_%2828575162178%29.jpg

Date:	Taken	**por:**	OptimusPrimeBot
Artista:	U.S. Embassy Dhaka	**License:**	Public domain

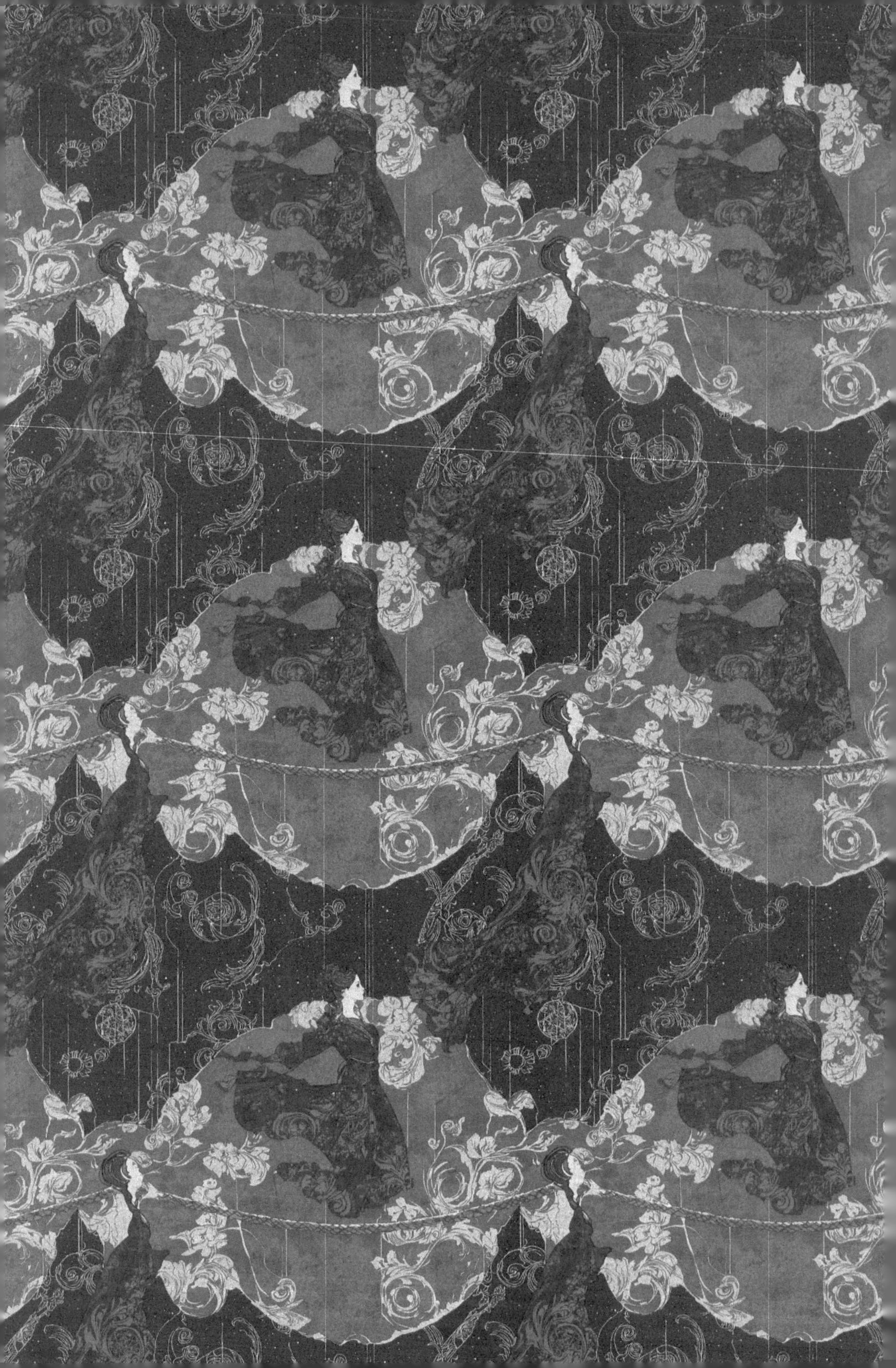

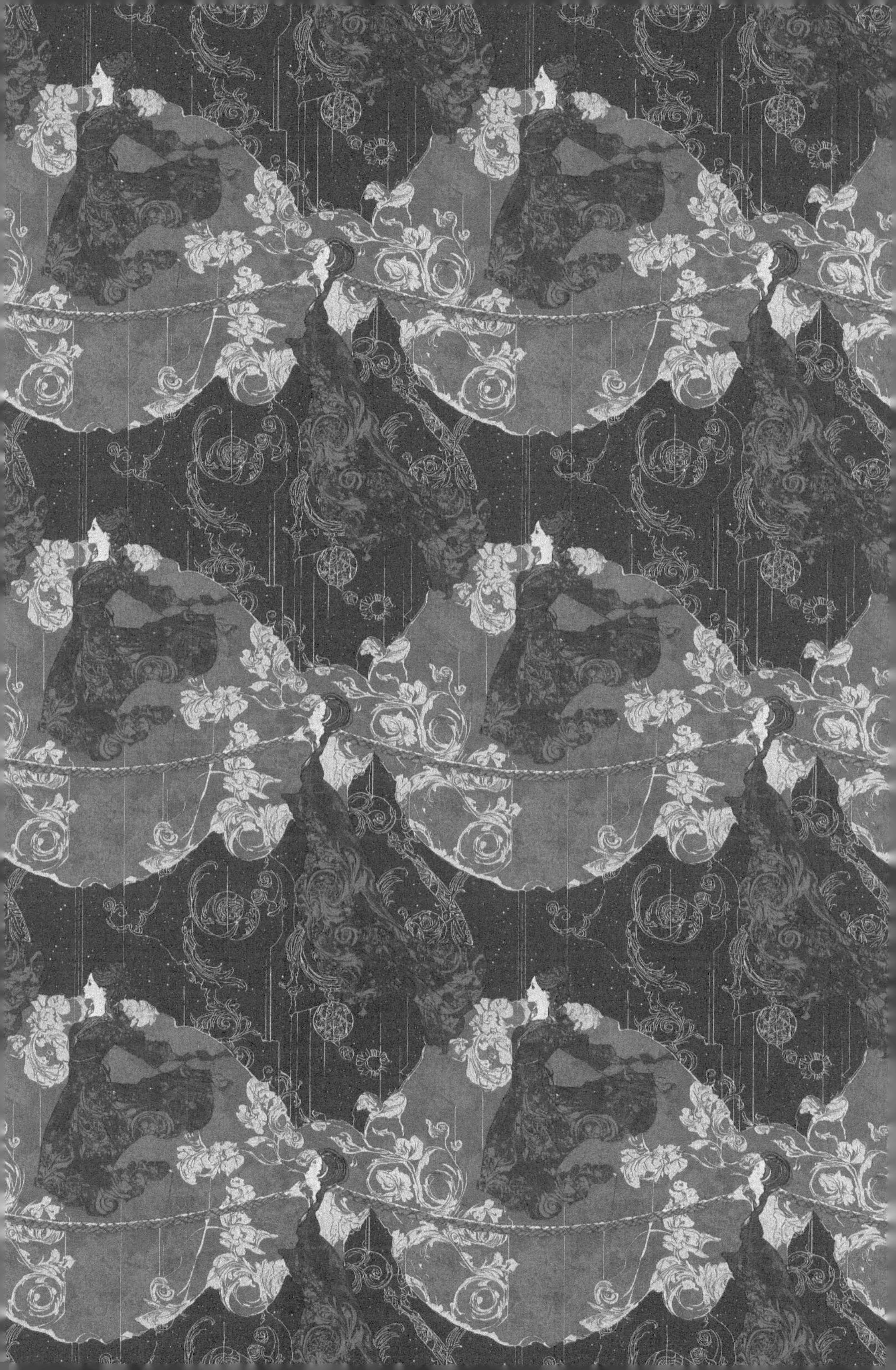

FSC
www.fsc.org
MIX
Papier | Fördert gute Waldnutzung
FSC® C083411

Kolibri 360 GmbH
Ferdinand-Jühlke-Straße 7
99095 Erfurt, Deutschland
produktsicherheit@kolibri360.de